Régis Moreau

C'est facile d'équilibrer son alimentation

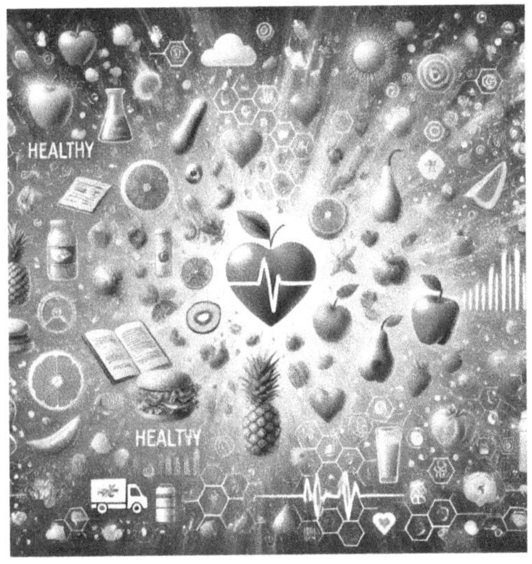

10 habitudes essentielles, simples, et scientifiques à adopter pour sa santé

Régis Moreau

C'est facile d'équilibrer son alimentation

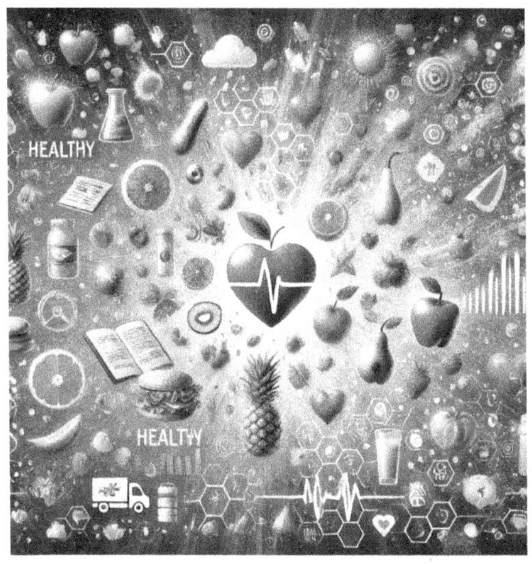

10 habitudes essentielles, simples, et scientifiques à adopter pour sa santé

© Décembre 2024, C'est facile d'équilibrer son
alimentation, 10 habitudes...

Régis Moreau

1ère édition

Code ISBN : 9798303505407

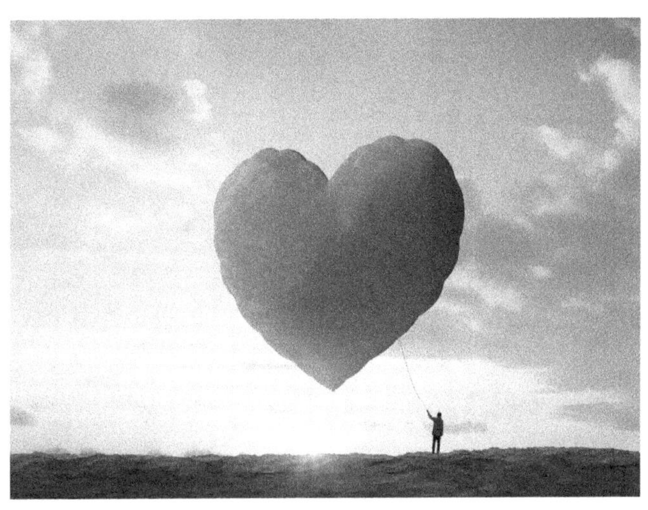

Cher(e)s lecteurs-lectrices

Ce livre a besoin de vos retours
pour se faire connaître.

S'il vous plaît, n'hésitez pas à déposer
votre avis sur <u>Amazon</u> et vos sites préférés.

Merci d'avance

DU MÊME AUTEUR

<u>(A voir sur Amazon)</u>

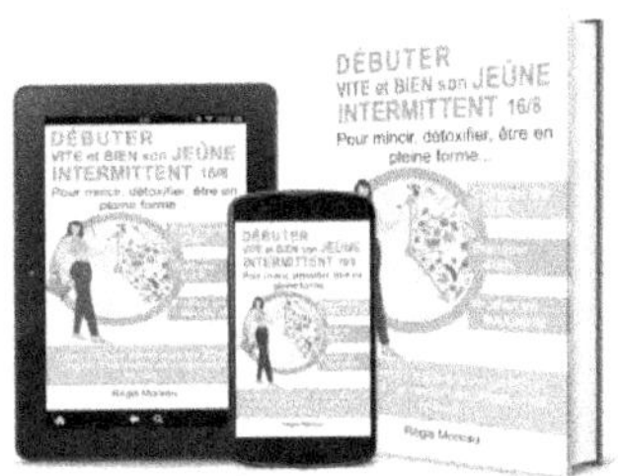

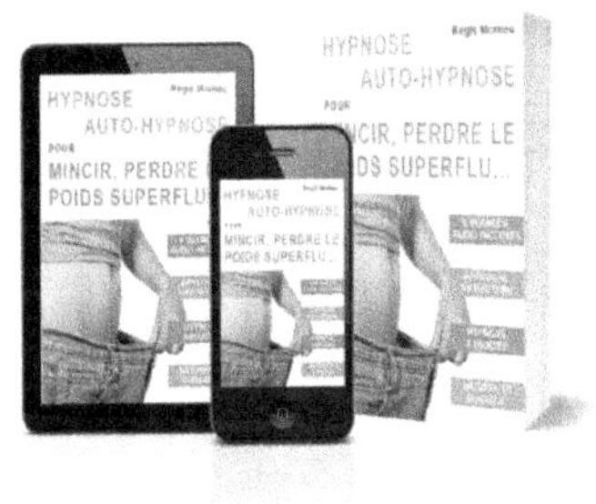

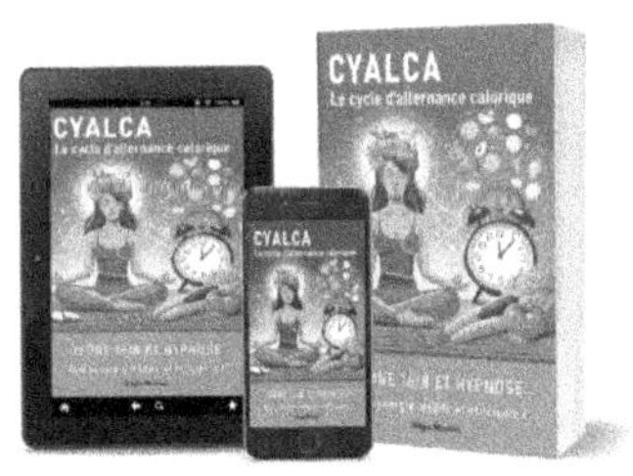

AVERTISSEMENT

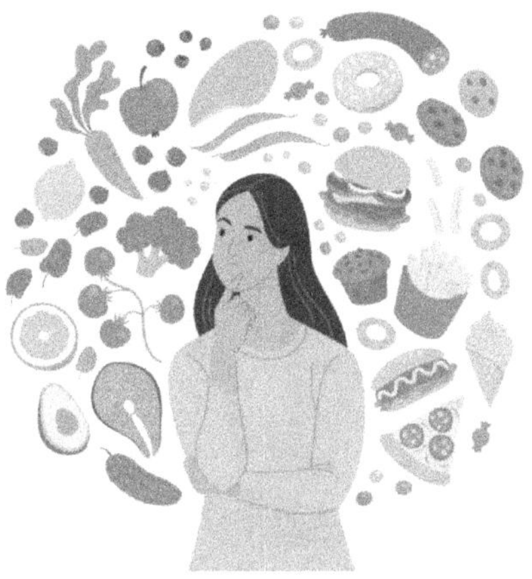

L'auteur décline toute responsabilité relative au(x) service(s) proposé(s) ou mentionné(s) dans ces pages, pour tous les dommages que les lecteurs pourraient subir directement ou indirectement du fait du (ou des) service(s) proposé(s) ou mentionné(s).

Chaque situation étant particulière, en cas de doute sur leurs états de santé, les lecteurs pourront consulter un professionnel du domaine médical, dûment qualifié et informé.

SOMMAIRE

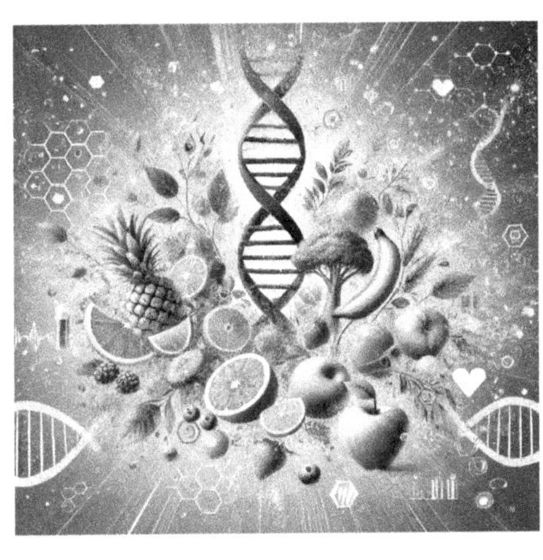

*L'alimentation équilibrée,
c'est comme une relation amoureuse :
un peu de légumes, un soupçon de
fromage, et toujours une petite
place pour le chocolat !*

INTRODUCTION

UN NOUVEAU DÉPART

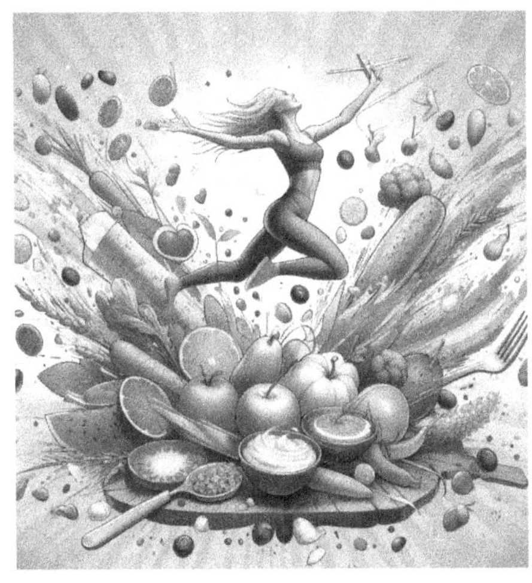

Émilie se confie à moi avec un soupir empreint de désespoir : « *C'est vraiment trop compliqué de changer son alimentation. Moi aussi, j'aimerai bien perdre quelques kilos et veiller sur ma santé. Mais, entre les régimes à la mode, les conseils contradictoires et pipeaux qui pullulent sur Internet, et les promesses alléchantes mais sans fondement, je suis complètement perdue. Total : je n'arrive à rien.* »

Ce aveu m'a fait comme un électro-choc. Ce sentiment de désarroi, Émilie ne l'éprouve pas seule. Des milliers de personnes se battent chaque jour avec la même frustration. Face à un océan d'informations souvent contradictoires, voire contre-productives, il est compréhensible de se sentir dépassé et découragé. Pourtant, après des années à explorer le monde de la nutrition et à comprendre ce qui fonctionne réellement, je suis ici pour vous dire : *c'est facile d'équilibrer son alimentation !*

Si je l'ai fait, pourquoi pas toi Émilie ?

Pourquoi pas vous ?

Dans ce livre, je vais vous présenter dix habitudes simples et essentielles, soutenues par des recherches scientifiques solides, qui vous permettront d'adopter une alimentation équilibrée et saine. Même si cette dernière ne fera pas tout, elle est quand même une clé essentielle pour revitaliser votre corps, booster votre énergie, et améliorer votre humeur. Les bienfaits d'une bonne alimentation se manifestent non seulement sur votre silhouette, mais aussi dans votre clarté d'esprit, votre niveau d'énergie et votre résistance au stress. Bref, elle améliore votre santé physique et mentale.

Au fil des pages, nous allons démystifier l'alimentation équilibrée et briser les chaînes qui semblent rendre le changement inaccessible. Vous découvrirez que, loin d'être une montagne insurmontable, adopter une alimentation saine peut être à la fois simple et agréable.

Alors, prête à dire adieu aux excuses et à accueillir une nouvelle approche de votre alimentation ?Ensemble, nous allons explorer des solutions pratiques et réalisables qui vous aideront à cheminer vers une vie plus saine et plus équilibrée.

Dans ce livre, vous profiterez de 10 conseils pratiques et de 2 bonus exclusifs qui transformeront votre approche de l'alimentation.
Ces conseils, basés sur des recherches scientifiques solides, sont conçus pour être simples à intégrer dans votre quotidien.
Chacun d'eux est accompagné d'astuces, d'exemples concrets et de suggestions pour vous aider à les mettre en œuvre dès aujourd'hui.

C'est le moment de reprendre le contrôle de votre bien-être, et je suis là pour vous accompagner dans cette aventure !

CONSEIL 1

VARIER SON ALIMENTATION

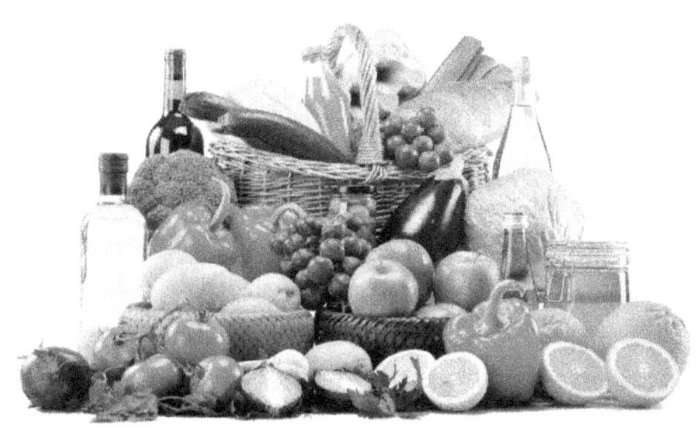

Le premier des conseils alimentaires est de varier vos aliments.

Lorsque vous mangez, vous vous assurez de consommer une grande variété d'aliments, pour obtenir tous les nutriments nécessaires au bon fonctionnement de votre organisme.

Les protéines :

Les protéines sont souvent qualifiées de « bâtisseurs » de notre corps, car elles jouent un rôle crucial dans la croissance, la réparation et le maintien des tissus corporels. Que ce soit pour construire des muscles, réparer des cellules endommagées, ou produire des enzymes et des hormones, les protéines sont essentielles à presque toutes les fonctions biologiques.

Alternez entre différentes viandes, telles que le poulet, la dinde, le bœuf ou le porc. Chaque type de viande offre un profil nutritionnel unique, et il est bon de privilégier les coupes maigres pour limiter l'apport en graisses saturées.

Pour les poissons, en particulier les espèces grasses comme le saumon, la truite ou les sardines, ils ne sont pas seulement riches en protéines, mais également en acides gras oméga-3, qui sont bénéfiques pour votre cœur et votre cerveau.

Concernant les lentilles, pois chiches, haricots et fèves, ce sont aussi d'excellentes sources de protéines végétales. Elles sont également riches en fibres, ce qui aide à la digestion et apporte une sensation de satiété.

Si vous prenez des produits laitiers (attention aux intolérances), le lait, le yaourt et le fromage apportent une bonne dose de protéines, ainsi que du calcium, essentiel pour la santé des os.

Enfin les œufs, sont considérés comme l'une des meilleures sources de protéines. Ils contiennent tous les acides aminés essentiels dont votre corps a besoin. Ils sont également riches en nutriments, notamment la vitamine D et la choline.

Un apport suffisant en protéines peut avoir plusieurs bienfaits.
D'abord pour le développement et le maintien de la masse musculaire, ce qui est particulièrement important en vieillissant ou lors de la pratique d'activités physiques.
Ensuite, pour la sensation de satiété, ce qui peut aider à contrôler l'appétit et à éviter les grignotages excessifs.
Et encore, après une séance d'entraînement, un apport en protéines aide à réparer les muscles et à favoriser leur croissance.
Enfin, les protéines jouent un rôle clé dans le système immunitaire, car elles aident à produire des anticorps qui combattent les infections.

Les glucides :

Les glucides sont souvent considérés comme le principal carburant de notre corps. Ils sont convertis en glucose, qui est utilisé par nos cellules comme source d'énergie. Les glucides sont particulièrement importants pour les fonctions cérébrales, car notre cerveau utilise principalement le glucose pour fonctionner efficacement.

Pour bénéficier d'un apport glucidique équilibré, il

est essentiel de choisir des sources variées et de privilégier les glucides « complexes » aux glucides « simples ».

Optez pour des céréales complètes comme le riz complet, le quinoa, le boulgour ou les pâtes complètes. Ces aliments contiennent des fibres, qui aident à la digestion et apportent une sensation de satiété durable.

En plus d'être riches en protéines, les lentilles, pois chiches et haricots sont également une excellente source de glucides complexes et de fibres. Ils contribuent à réguler la glycémie et à maintenir des niveaux d'énergie stables.

Les fruits sont une source naturelle de glucides simples, mais ils contiennent également des fibres, des vitamines et des minéraux. Privilégiez les fruits entiers à leur jus pour bénéficier de tous leurs bienfaits.

Même chose pour les légumes, bien qu'ils contiennent moins de glucides que les autres sources, ils apportent des fibres, des vitamines et des antioxydants. Variez les couleurs et les types pour maximiser les bénéfices.

Un apport adéquat en glucides présente plusieurs avantages.

D'abord, les glucides complexes fournissent une libération lente et continue d'énergie, ce qui est essentiel pour maintenir votre niveau d'énergie tout au long de la journée. Cela est particulièrement bénéfique pour ceux qui ont des journées chargées ou qui pratiquent une activité physique régulière.

Ensuite, un apport en glucides adéquat est crucial pour le bon fonctionnement du cerveau. Une glycémie stable contribue à une meilleure concentration, une clarté d'esprit et une humeur équilibrée.

Par ailleurs, les glucides complexes, riches en fibres, aident à réguler la glycémie en ralentissant l'absorption du glucose. Cela peut réduire le risque de pics et de chutes de sucre dans le sang, ce qui est bénéfique pour la gestion du poids et la prévention du diabète.

Enfin, une alimentation riche en fibres (on reviendra sur ce point), comme celle que l'on trouve dans les céréales complètes et les légumes, est associée à un risque réduit de maladies cardiovasculaires et de certains types de cancer.

Les lipides :

Souvent mal compris et parfois redoutés, les lipides jouent un rôle vital dans notre alimentation. Ils sont essentiels pour plusieurs fonctions biologiques, notamment l'absorption des vitamines liposolubles (A, D, E, K), la protection des organes, et la production d'hormones. De plus, les graisses sont une source concentrée d'énergie, plus importante que les glucides et les protéines.

Pour profiter des bienfaits des lipides, il est crucial de choisir des graisses saines et de varier vos sources.

Privilégiez les huiles non raffinées, comme l'huile d'olive, l'huile de colza ou l'huile de noix. L'huile d'olive, en particulier, est riche en acides gras monoinsaturés et en antioxydants, qui sont bénéfiques pour la santé cardiaque.

Les poissons comme le saumon, le maquereau et les sardines sont des sources exceptionnelles d'acides gras oméga-3, qui sont anti-inflammatoires et favorisent la santé du cœur et du cerveau.

Riche en acides gras monoinsaturés et en fibres, l'avocat est un excellent ajout à votre alimentation. Il peut être utilisé dans les salades, les smoothies, ou en tartinade.

Les noix (amandes, noix, noisettes) et les graines (chia, lin, tournesol) sont également de bonnes sources de graisses saines et apportent des protéines, des fibres et des vitamines.

Un apport adéquat en lipides peut avoir de nombreux avantages.

D'abord, les acides gras insaturés (monoinsaturés et polyinsaturés) peuvent aider à réduire le taux de cholestérol LDL (le « mauvais » cholestérol) et à diminuer le risque de maladies cardiovasculaires.

Les acides gras oméga-3, en particulier, sont essentiels pour la santé du cerveau, contribuant à la mémoire, à la concentration et à la protection contre le déclin cognitif.

Les lipides facilitent l'absorption des vitamines liposolubles et d'autres nutriments, garantissant que votre corps bénéficie pleinement de ce que vous mangez.

Les graisses apportent une sensation de satiété qui peut aider à contrôler l'appétit et à éviter les grignotages. Elles sont essentielles pour un équilibre alimentaire sain.

Astuce

Plus vous avez de couleurs dans votre assiette, plus votre alimentation est variée !

Jouez à remplir votre assiette avec des aliments de différentes couleurs.

Chaque couleur représente différents types de nutriments.

Par exemple, les légumes verts, comme les haricots ou les épinards sont riches en fer et en calcium, tandis que les légumes orange, comme les carottes sont riches en bêta-carotène.

Toutes ces variations permettent de bénéficier de différents profils d'acides aminés et de nutriments, utiles pour le bien-être et la santé. Cela contribue à votre équilibre nutritionnel.

Astuce

La variation peut aussi se faire par l'exploration de nouveaux aliments. Jouez à essayer de nouveaux fruits, légumes, céréales, ou encore légumineuses.

Essayez de nouvelles recettes chaque semaine. Cela peut être aussi simple que de modifier les ingrédients d'un plat traditionnel ou d'essayer des cuisines du monde entier, comme la cuisine asiatique, méditerranéenne ou latino-américaine.

Organisez des soirées thématiques, comme une soirée italienne avec des plats à base de pâtes, ou une soirée mexicaine avec des tacos et des enchiladas. Cela rend le repas amusant et encourage l'exploration de nouvelles recettes.

Visitez un marché fermier pour découvrir des produits locaux et de saison. Parfois, voir les aliments frais peut inspirer de nouvelles idées de plats.

Toutes ces astuces peuvent rendre vos repas plus intéressants, et vous aider à découvrir de nouvelles saveurs et textures.

En diversifiant votre alimentation, vous réduisez le risque de carences en nutriments essentiels.

**Un article scientifique sur la relation entre la variation des aliments
et la santé**

Russo et al. : « *La diversité alimentaire et son association avec la qualité et l'état de santé de l'alimentation des enfants, des adolescents et des adultes européens. Une étude transversale* », Nutrients, 2020.
https://pmc.ncbi.nlm.nih.gov/articles/PMC10743104/

L'alimentation joue un rôle crucial dans le maintien de la santé et le bien-être général des individus. La diversité alimentaire, qui fait référence à la variété des aliments consommés, a été reconnue comme un indicateur clé d'une alimentation saine.

Cette étude vise à examiner la relation entre la diversité alimentaire et la qualité de vie liée à la santé chez les adultes. Les chercheurs ont cherché à déterminer si un régime alimentaire varié est associé à une meilleure qualité de vie.

Il s'agit d'une étude transversale, ce qui signifie que les données ont été recueillies à un moment donné pour analyser les relations entre la diversité alimentaire et la qualité de vie.

L'étude a inclus un échantillon d'adultes représentatif, recruté dans diverses régions géographiques. Les participants ont été sélectionnés sur la base de critères d'âge, de sexe et de statut socio-économique.

Les participants ont été invités à remplir des questionnaires sur leurs habitudes alimentaires, y compris une liste de différents groupes alimentaires consommés sur une période donnée. La diversité alimentaire a été mesurée à l'aide d'un index qui attribue des scores en fonction du nombre de groupes alimentaires consommés.

La qualité de vie liée à la santé a été évaluée à l'aide d'outils de mesure standardisés, tels qu'un questionnaire, qui examinent divers aspects de la santé physique et mentale.

Les résultats ont montré une association positive

significative entre la diversité alimentaire et la qualité de vie liée à la santé. Les adultes qui consommaient une variété d'aliments avaient tendance à rapporter une meilleure santé physique et mentale.

L'étude a également identifié que d'autres facteurs, tels que le niveau d'éducation, le statut socio-économique et l'activité physique, pouvaient influencer cette relation. Les participants ayant un niveau d'éducation plus élevé et un statut socio-économique plus favorable avaient généralement une diversité alimentaire plus élevée et une meilleure qualité de vie.

Cette étude souligne l'importance de la diversité alimentaire dans le cadre d'une alimentation saine. Les résultats suggèrent que promouvoir une alimentation variée pourrait être une stratégie efficace pour améliorer la qualité de vie des adultes. Les recommandations diététiques devraient donc encourager non seulement la consommation de quantités appropriées d'aliments, mais aussi la diversité des groupes alimentaires afin d'optimiser la santé globale.

CONSEIL 2

ABSORBER DES PORTIONS
ÉQUILIBRÉES

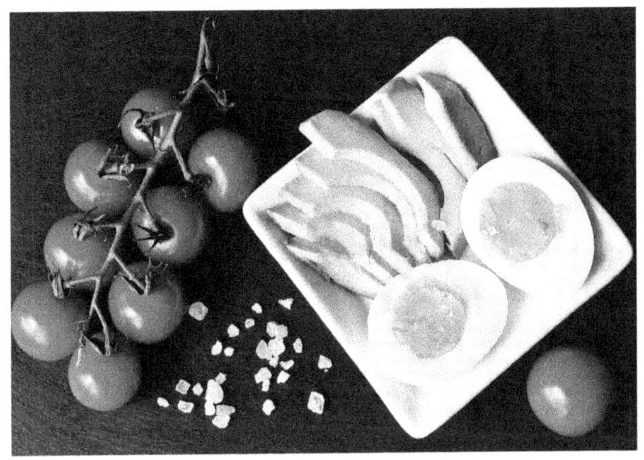

Un autre conseil de base d'une alimentation saine est d'opter pour des portions équilibrées.

Une méthode facile pour obtenir des portions équilibrées est de diviser votre assiette en trois parties : une pour les protéines, une pour les glucides complexes, et une pour les légumes et les fruits.

- Dans l'idéal, la portion de légumes et de fruits occupe la moitié de votre assiette. Ils peuvent être crus ou cuits, ou en salade. Ils sont faibles en calories mais riches en fibres et en nutriments, ce qui aide à se sentir rassasié sans consommer trop de calories. Pensez, comme on l'a vu juste avant, à les varier dans la mesure du possible.

- Pour les protéines, un quart de votre assiette peut leur être alloué. Il s'agit de la viande (privilégiez les viandes maigres et blanches), le poisson, les œufs, ou encore des légumineuses (comme les lentilles, ou les pois chiches).

- Les glucides complexes occupent le dernier quart de votre assiette. Elles peuvent être composées de céréales (féculents), si possible complètes, comme le riz brun, le quinoa, ou encore les pâtes complètes.

- Un peu d'ajout de graisse est tout à fait concevable. Pensez aux graisses saines, comme l'huile d'olive, des avocats, ou des noix.

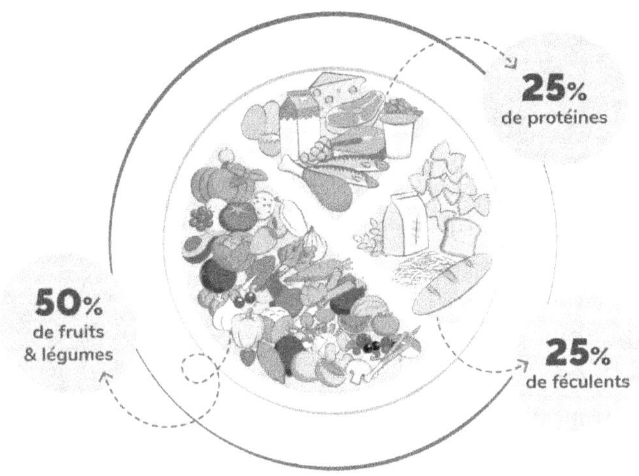

Bien sûr, la taille de vos portions est à ajuster en fonction de vos besoins énergétiques, et de votre niveau d'activité physique.

Adopter des portions équilibrées ne consiste pas à compter ses calories, comme dans un régime amaigrissant. Le comptage est source de surveillance permanente, de stress, d'angoisse... Une telle façon de fairc est totalement inutile, et contre productive à la longue.

Lorsque vous mangez, faites-le jusqu'à satiété. Si vous avez encore faim, mangez. Si vous vous sentez repu, terminez votre repas.

Écoutez-votre corps et les signaux qu'il vous envoie !

Astuces

Au début, si vous n'avez pas idée de la taille des portions, il peut être utile de mesurer vos portions pour comprendre ce que représente une portion adéquate. Utilisez des tasses, des poids et des cuillères pour avoir une idée précise des quantités.
Pour 2 portions de fruits et légumes, il y a 1 portion de protéine et 1 portion de féculents.

Utiliser des assiettes de plus petite taille peut aider à réduire la quantité de nourriture que vous servez. Les recherches montrent que les gens ont tendance à manger moins lorsqu'ils utilisent des contenants plus petits.

Manger devant la télévision ou un écran peut vous distraire et vous amener à manger plus que nécessaire. Essayez de manger à table sans distractions.

Et, dans le même ordre d'idée, prenez le temps de savourer votre repas. Manger lentement permet à votre cerveau de recevoir les signaux de satiété, ce qui peut vous aider à éviter de trop manger.

Un article scientifique sur la relation entre la taille des portions et la santé

Robinson, et al. : « *Examen systématique et méta-analyse examinant l'effet de la réduction de la taille des portions alimentaires servies sur l'apport énergétique quotidien et le poids corporel* », British Journal of Nutrition, 2021. https://www.medrxiv.org/content/10.1101/2021.09.22.2126 3961v1.full

La masse des portions de nombreux aliments a augmenté au fil du temps et la réduction de la taille des portions alimentaires a été proposée comme stratégie de santé publique, pour réduire l'obésité.

Le but de l'étude est d'examiner systématiquement des études expérimentales qui ont examiné l'effet que les portions plus petites et les plus grandes tailles ont sur l'apport énergétique quotidien total.

Quatorze articles ont été sélectionnés pour étudier cette problématique.

Il y a eu une réduction modérée à grande de l'apport énergétique quotidien en comparant des portions plus faibles par rapport aux plus grosses. Des réductions plus importantes de la taille des portions et de la réduction de la taille des portions de plusieurs repas par jour ont entraîné une diminution plus importante de l'apport énergétique quotidien.

Il y avait également des preuves d'une relation entre la taille de la portion et l'apport énergétique journalier, dans laquelle les réductions de l'apport énergétique quotidien étaient nettement plus faibles.

Dans un sous-ensemble d'études qui mesuraient le poids corporel, le fait d'être servis par des portions plus petites était associé à une prise de poids moindre que les portions plus grosses.

La taille des portions d'aliments plus petites diminue considérablement la consommation d'énergie quotidienne, et il est prouvé qu'au fil du temps, il en résulte une diminution du poids corporel.

CONSEIL 3

ÉVITER LES PLATS ET LES ALIMENTS ULTRA-TRANSFORMÉS

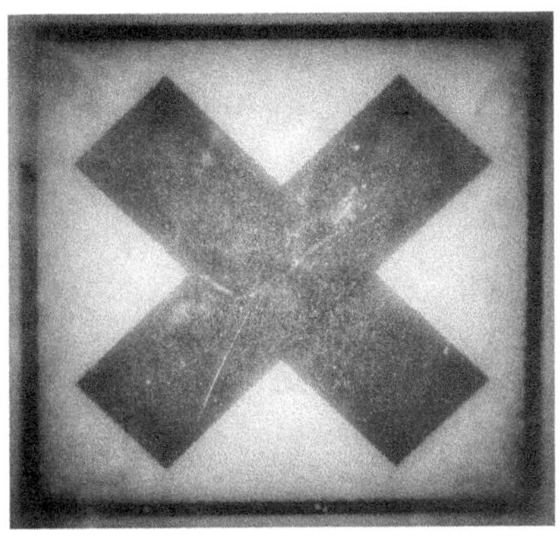

Un autre conseil important, et normalement connu, est d'éviter le plus possible les aliments transformés.

Pourquoi ?

Parce qu'ils sont riches en sucre, en sel, en graisses saturées, en colorants, en édulcorants, en conservateurs...

De plus, ils sont pauvres en nutriments essentiels.

C'est-à-dire qu'au cours de leur processus de transformation industriel, ces aliments perdent leurs vitamines, leurs minéraux, et leurs fibres.
Du coup, ils ne sont plus nourrissants pour le corps.

En plus, ils n'ont pas ou peu d'effet rassasiant, ce qui encourage les personnes à en manger plus.

Tous ces éléments peuvent avoir des effets négatifs sur votre poids, vos index glycémiques et lipidiques, et avoir des effets extrêmement négatifs sur votre santé.
Des études ont même montré un lien entre la consommation élevée d'aliments transformés et des problèmes de santé mentale, notamment la dépression et l'anxiété.

Le conseil, vous vous en doutez, est de réduire les collations transformées (chips, barres chocolatées, biscuits) par des options plus saines comme des fruits frais, des légumes coupés, des noix ou des yaourts nature.
Réduisez aussi votre consommation de sodas, de boissons énergétiques et de jus de fruits industriels, qui contiennent souvent beaucoup de sucres ajoutés.
D'autres conseils à venir vous aideront à débarrasser votre table de ces produits ultra-transformés.

L'idéal est de cuisiner vos plats vous-même, à la maison.

Au moins, vous savez ce que vous mettez dans votre plat.

Cependant, cette solution est loin d'être accessible à tout le monde.

D'abord, on ne mange pas à la maison tout le temps.

Ensuite, on n'a pas toujours le temps de se préparer son plat.

Et, enfin, tout le monde n'a pas l'âme d'un cuisinier, ou n'en a pas l'envie.

Astuce

Vous ne voulez pas ou ne pouvez cuisiner maison. Pas de souci, il suffit d'apprendre à éviter ces produits ultra-transformés, au moment des courses.

Pour cela, un coup d'œil aux étiquettes suffit : vérifiez la liste des ingrédients, et excluez ceux avec de nombreux additifs, ou des ingrédients que vous ne reconnaissez pas.

Une autre astuce pour éviter de craquer sur ces aliments transformés, est de limiter leur présence à la maison, ou au travail.

Par exemple, achetez-en le moins possible, ou pas du tout, quand vous faites vos courses.

S'ils sont hors de vue et de portée, cela va vous amener à cultiver d'autres stratégies alimentaires, plus saines.

**Un article scientifique sur la relation entre la consommation
de produits ultra-transformés et santé**

Srour, et al. : « *Prise alimentaire ultra-transformée et risque de maladie cardiovasculaire : étude de cohorte prospective* », BMJ, 2019.
https://www.bmj.com/content/365/bmj.l1451

Cette étude visait à évaluer la relation entre la consommation d'aliments ultra-transformés et le risque de maladies cardiovasculaires. Les chercheurs ont voulu déterminer si une consommation élevée de ces aliments était associée à un risque accru de développer des problèmes cardiaques.

Il s'agissait d'une étude de cohorte prospective portant sur un large échantillon d'adultes, sur plusieurs années.

Des participants provenant de diverses régions géographiques ont été inclus, avec des données démographiques et de santé collectées au début de l'étude.

Les participants ont rempli des questionnaires alimentaires pour estimer leur consommation d'aliments ultra-transformés. Ces aliments incluent des produits comme les snacks emballés, les boissons sucrées, les plats préparés, et d'autres produits contenant des ingrédients industriels.

Les résultats ont montré qu'une consommation élevée d'aliments ultra-transformés était associée à un risque accru de maladies cardiovasculaires. Les participants qui consommaient régulièrement ces aliments avaient une probabilité significativement plus élevée de développer des problèmes cardiaques par rapport à ceux qui en consommaient moins.

L'étude a également pris en compte d'autres facteurs de risque cardiovasculaire, tels que l'âge, le sexe, le niveau d'activité physique, et le statut socio-économique, mais l'association entre aliments ultra-transformés et maladies cardiovasculaires est restée significative.

Les résultats de cette étude suggèrent qu'une consommation élevée d'aliments ultra-transformés peut avoir des effets néfastes sur la santé cardiovasculaire. Les chercheurs recommandent de limiter la consommation de ces aliments et de privilégier une alimentation riche en aliments non transformés pour réduire le risque de maladies cardiaques.
Cette étude souligne l'importance de l'éducation nutritionnelle et de la sensibilisation à la consommation d'aliments transformés. Les professionnels de la santé devraient encourager les patients à adopter une alimentation basée sur des aliments frais et entiers pour améliorer leur santé globale.

CONSEIL 4

BOIRE DE L'EAU, ET BOIRE ENCORE

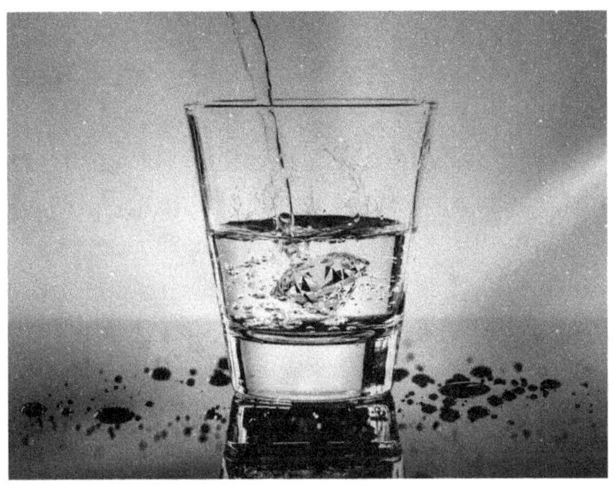

Enfin, s'hydrater est un autre conseil basique et essentiel.

Beaucoup de personnes oublient ce point : Pourtant, boire est capital !

Le corps humain est composé de 60 % à 70 % d'eau (selon les morphologies). Avec l'oxygène, l'eau est l'élément le plus important pour la vie. D'ailleurs, passer plus de trois jours sans boire est généralement fatal : c'est une règle fondamentale de la condition humaine !

L'eau est donc indispensable à l'ensemble des processus vitaux et favorise le fonctionnement des fonctions corporelles.
D'abord, l'eau aide à maintenir l'équilibre hydrique dans le corps. Une hydratation adéquate est cruciale pour le bon fonctionnement des organes et des systèmes.
Ensuite, l'eau aide à réguler la température corporelle, notamment par la transpiration et l'évaporation.
Une bonne hydratation favorise aussi la digestion en aidant à dissoudre les nutriments et à prévenir la constipation.
De plus, l'hydratation adéquate peut améliorer les performances physiques, réduire la fatigue et augmenter l'énergie.
Boire suffisamment d'eau contribue à l'hydratation de la peau, aidant à maintenir son élasticité et à prévenir les signes de déshydratation.
Ensuite, l'hydratation est essentielle pour le bon fonctionnement du cerveau. Une déshydratation peut provoquer des troubles de la concentration, de la mémoire et de l'humeur.
Enfin, remplacer les boissons sucrées par de l'eau peut aider à réduire l'apport calorique global, soutenant ainsi les efforts de perte de poids.

Il est conseillé d'en boire 1,5 à 2 litres par jour, soit environ 8 verres (plus, si l'on fait de l'activité physique, ou en fonction de la chaleur du lieu), sous sa forme liquide - le reste étant apporté par la nourriture solide.

L'eau vous aidera aussi à évacuer vos toxines et vos déchets, par l'urine et la transpiration.
Sachez que les cellules graisseuses - qui stockent le gras - sont des réservoirs pour de nombreux virus et polluants, tels que ceux synthétiques et chimiques (comme les PCB), ou encore, les dioxines.
De fait, les personnes en surpoids, ou obèses, stockent une quantité de polluants 2 à 3 fois supérieure aux personnes minces.
Alors, quand elles engagent une alimentation et un mode vie plus sain, leur corps perd de la masse adipeuse. Et, les polluants, fixés dans les cellules graisseuses, vont être libérés dans la circulation sanguine.
Pour favoriser leur évacuation naturelle, via le foie, les intestins, les reins, etc., l'absorption d'une quantité d'eau suffisante est essentielle.

Si vous êtes un buveur de café, ajoutez derrière un verre d'eau, car le café est une boisson déshydratante. !

Astuces

Ayez toujours une bouteille d'eau à portée de la main, tout au long de la journée. Puisez-y régulièrement.

Essayez de boire un verre d'eau avant chaque repas. Cela peut aider à la digestion et à la sensation de satiété.

Consommez des fruits et légumes riches en eau, comme le concombre, la pastèque, le céleri et les agrumes, pour augmenter votre hydratation.

Utilisez des alarmes sur votre téléphone ou des applications pour vous rappeler de boire de l'eau à intervalles réguliers.

Si vous trouvez l'eau ennuyeuse, ajoutez des tranches de citron, de concombre, de menthe ou d'autres fruits pour donner du goût sans calories ajoutées.

Utilisez une application de suivi de la consommation d'eau pour garder une trace de votre hydratation quotidienne.

Apprenez à reconnaître les signes de déshydratation, comme la soif, la fatigue ou la sécheresse de la peau, et buvez lorsque vous ressentez ces signes.

Surveillez votre urine !
Si votre pipi est transparent ou jaune clair, c'est signe d'une hydratation adéquate.
Tandis que si vous faites peu pipi, et que ce dernier est jaune foncé, donc plus concentré, c'est signe de déshydratation.

* * * * *

Arrivé ici, avec ces quatre premiers conseils, on peut dire que l'on a les principes fondamentaux pour une alimentation équilibrée et saine. Ces conseils incluent la variété des aliments, la gestion de la taille des portions, l'évitement des aliments transformés, et l'hydratation adéquate.

Bien que ces recommandations soient essentielles pour maintenir une bonne santé, via notre alimentation, elles ne sont pas toujours faciles à suivre.

Dans notre mode de vie moderne, il est courant de se retrouver piégé par des habitudes alimentaires peu saines, de céder à la tentation des aliments transformés, ou de perdre de vue l'importance de l'hydratation. De plus, la gestion des portions peut être un défi, surtout lorsqu'on est entouré de grandes portions ou de repas riches en calories.

Ces conseils peuvent parfois être oubliés au quotidien, mais leur importance ne peut être sous-estimée.

Une alimentation variée garantit un apport équilibré de nutriments essentiels, tandis qu'une attention à la taille des portions aide à prévenir le surpoids et les maladies chroniques. Éviter les aliments transformés permet de réduire les risques pour la santé, et boire suffisamment d'eau est crucial pour le bon fonctionnement de notre corps.

Intégrer ces pratiques dans notre routine peut nécessiter des efforts et de la planification, mais les bénéfices pour la santé physique et mentale en valent largement la peine.

En prenant conscience de ces principes de base, nous pouvons faire des choix alimentaires plus éclairés qui favorisent notre bien-être à long terme.

Voyons à présent des conseils un peu moins connus, plus récents et surtout efficaces pour une alimentation équilibrée et favorisant la santé.

CONSEIL 5

ÊTRE CAPABLE D'ORDONNER
SES ALIMENTS

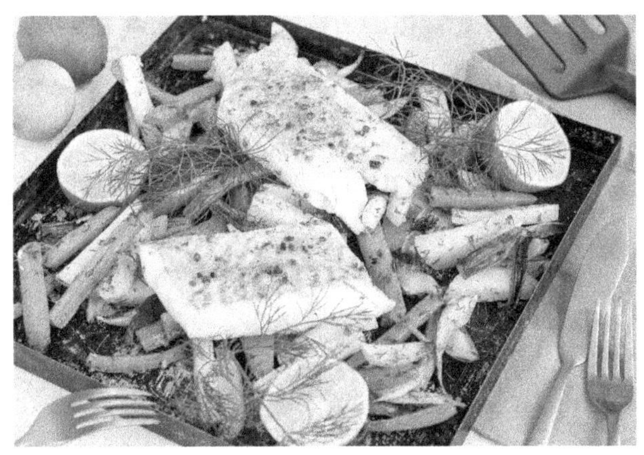

Passées les bases, une autre habitude efficace est l'ordre optimum.

De quoi s'agit-il ?

Les chercheurs ont découvert récemment que manger les éléments de notre repas dans un ordre précis permet d'améliorer nos paramètres glycémiques et lipidiques.

L'information est juste incroyable. Comment est-ce possible ?

En fait, l'explication vient du fonctionnement de notre système digestif, et l'ordre dans lequel arrive les aliments.

Au cours de différentes expériences, les scientifiques constatent que lorsque nous commençons par manger des glucides (comme des féculents, de l'amidon, ou des sucres), ces derniers transitent rapidement de l'estomac vers l'intestin grêle.
Les glucides sont vite décomposés et passent rapidement dans le sang, en provoquant un pic de glucose (c'est-à-dire une hausse brusque et forte de sucre dans le corps).

A l'inverse, si nous commençons à manger des légumes, la situation change.
Les fibres contenus dans les légumes ne sont pas décomposés. Elles s'évacuent lentement, tout en restant intactes.
Or, les scientifiques notent que les fibres ralentissent la décomposition de l'amidon en glucose.
Les fibres ont encore un autre avantage : elles ralentissent la vidange gastrique. C'est-à-dire que, grâce à elles, les aliments transitent plus lentement dans l'intestin. Elles favorisent ainsi l'impression de

satiété.

En plus, elles nourrissent les « bonnes » bactéries de notre intestin, et donc, renforcent notre microbiote.

Mieux encore, grâce à elles, le taux de cholestérol des sujets est réduit.

Les fibres ont aussi la fonction de tapisser l'intestin grêle d'un gel visqueux, qui freine le passage du glucose dans le sang.

Au final, quand les scientifiques mesurent la courbe de glycémie, cette dernière est moins brutale et moins élevée quand les légumes sont mangés en premier, au début du repas.

En multipliant les expériences, les chercheurs remarquent aussi que les protéines (présentes dans la viande, le poisson, les œufs, les noix...) ralentissent elles-aussi la vidange gastrique.

Ainsi, les consommer avant les glucides contribuent à lisser la courbe de glycémie.

En conclusion de leurs observations et de leurs mesures, les scientifiques notent que l'ordre dans lequel nous mangeons nos aliments est essentiel.

Chacune des réactions propres aux fibres (issues des légumes), et aux protéines (issues des viandes, des poissons, des œufs...) provoquent des mécanismes influençant la décomposition et l'absorption du glucose et des graisses.

Quand nous absorbons d'abord les fibres, puis les protéines, puis les graisses, puis les féculents, et les sucres en dernier, cela affecte positivement notre satiété, nos courbes glycémiques, et lipidiques !

C'est cela que nous nommons l'ordre optimum, ou la capacité à classer ses aliments et à les consommer dans un ordre précis.

* * * * *

Ici, nous faisons un aparté sur la glycémie : Pourquoi parler d'elle ici ?

En quoi lisser notre courbe glycémique est-il intéressant pour la perte de poids, pour notre forme, ou notre santé ?

Quand le corps reçoit du sucre, il cherche à éliminer le plus vite possible la dose qui est en excès dans le sang.

Le pancréas se met alors à secréter de l'insuline. Cette hormone, beaucoup de personnes la connaissent bien.
Elle est qualifiée d'hormone de l'abondance.
Son rôle est de placer l'excès de glucose sanguin

dans des unités de stockage ou de réserve, pour être utilisé plus tard.

Quelles sont ces unités de réserve ?

- L'unité de réserve numéro 1 est le foie. Ce dernier transforme le glucose en glycogène, pour l'emmagasiner.

- L'unité numéro 2 sont les muscles. Très efficaces, car très nombreux, ils stockent aussi une partie du surplus de glucose.

- L'unité numéro 3 (quand les 2 précédentes sont remplies) sont les réserves de graisse. C'est-à-dire que le glucose peut être stocké sous forme d'acide gras, donc dans des cellules graisseuses.

C'est ce dernier mécanisme qui explique l'essentiel de la prise de poids, chez les personnes.
Quand ces dernières mangent trop sucré, l'excès de sucre est directement converti en gras !

Processus de stockage du glucose

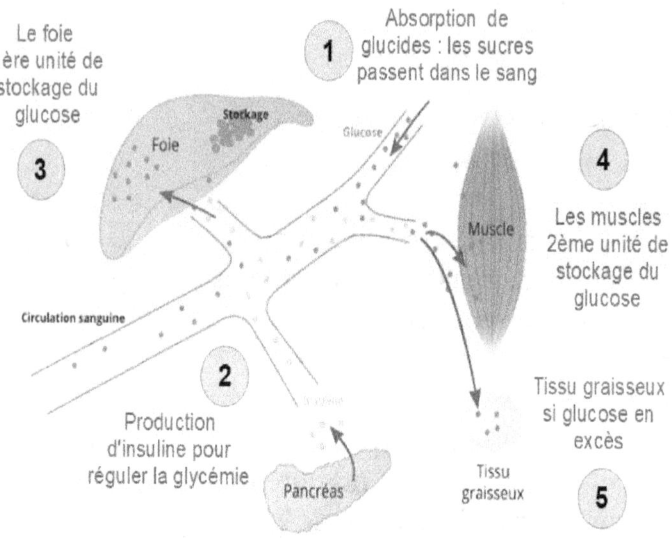

Pour résumer, un fort afflux de sucres dans le corps s'accompagne forcément d'une forte production d'insuline, pour répartir le sucre sanguin.

En cas d'abus de sucre, ce sont les réserves de graisse qui grossissent.

Or, plus la graisse s'accumule, plus les niveaux de triglycérides et de mauvais cholestérol augmentent.

Plus, il y a aussi de risques que cette graisse finisse par passer dans le sang. Cela accroît alors les possibilités d'accidents et de maladies cardiaques.

Maintenant, on comprend pourquoi il est intéressant de bien savoir gérer les sucres, lors de son alimentation.

Sucre Vs Graisse ?

Notre corps a évolué au fil des millénaires pour intégrer à la fois les graisses et les sucres, mais il a peut-être été davantage optimisé pour tirer parti des graisses, en tant que source d'énergie concentrée, surtout dans des environnements où la disponibilité des aliments était variable. Cependant, les sucres naturels provenant des fruits et des légumes ont également joué un rôle crucial dans notre alimentation. Il est à noter que ces fruits et légumes étaient moins concentrés en sucres que ceux que nous connaissons aujourd'hui.

Dans le contexte moderne, où les aliments transformés riches en sucres ajoutés et en graisses saturées sont largement disponibles, il est essentiel de revenir à une alimentation plus équilibrée, en mettant l'accent sur des sources de graisses saines et des glucides complexes. Cela permettrait non seulement de respecter l'évolution de notre organisme, mais aussi de promouvoir une meilleure santé à long terme.

Les sucres naturels présents dans les fruits, les légumes et les produits laitiers peuvent faire partie d'une alimentation saine lorsqu'ils sont consommés dans leur forme entière, car ils sont souvent accompagnés de fibres, de vitamines et de minéraux.

En revanche, les études montrent que les régimes riches en sucres ajoutés et raffinés (comme ceux que l'on trouve dans les bonbons, dans le pain blanc, les pâtisseries, et les sodas, les aliments transformés...) sont associés à une accumulation de graisse abdominale, et à des risques accrus de maladies chroniques, comme l'obésité, le diabète de type 2, et les maladies cardiovasculaires.

Le gras est-il meilleur pour autant ?

Tout dépend de sa dose et de sa qualité.
Tout comme les sucres, toutes les graisses ne sont pas égales. Les graisses saturées (présentes dans les viandes grasses et les produits laitiers entiers) et les graisses trans (trouvées dans certains aliments transformés) ou hydrogénées (graisses industrielles) peuvent être nuisibles pour la santé cardiaque si consommées en excès.

En revanche, les graisses insaturées (présentes

dans les avocats, les noix, les graines et les huiles d'olive) sont bénéfiques pour la santé, contribuant à la santé du cœur et à la satiété.

Ces graisses naturelles et saines peuvent aider à se sentir rassasié (plus que les aliments sucrés). Elles peuvent donc être intégrées dans une alimentation équilibrée, sans nécessairement conduire à une prise de poids.

* * * * *

Arrivé ici, faisons un petit résumé : nous prenons de la graisse et du poids quand nous mangeons trop de sucre.

Or, les scientifiques ont trouvé que manger des fibres, en début de repas, provoquait des mécanismes ralentissant la décomposition et l'absorption du glucose, et aussi des graisses.

Par leur effet, les fibres garantissent le freinage de l'absorption du glucose et de la graisse, par notre organisme.

On peut même les comparer à des éponges : quand elles se chargent de sucre, l'intestin doit faire plus d'efforts pour extraire ce dernier. Du coup, le sucre met plus de temps à passer dans le sang, ce qui permet de diminuer l'indice glycémique.

Conclusion : Lorsqu'une personne s'apprête à faire son repas, quel est l'aliment recommandé, pour commencer à manger ?

Réponse : Des aliments qui contiennent des fibres.

Rappelons un peu de quoi nous parlons avec les fibres.

Scientifiquement parlant, les fibres font partie des glucides.

Cependant, elles ne sont pas décomposables par notre corps. Rien ne les retransforme en glucose, et elles ne fournissent donc pas d'énergie à nos cellules.
Les fibres restent des fibres, même après leur passage par l'estomac et l'intestin.

Elles sont indispensables à notre digestion, à notre transit, et à la santé de notre macrobiote.
En effet, les fibres gonflent dans le tube digestif, provoquent un effet rassasiant, qui coupe la faim pendant la digestion.
En se gonflant, elles attrapent aussi les toxines présentes, afin de faciliter l'évacuation des selles.

En plus de limiter les risques de constipation, elles favorisent l'élimination des mauvaises molécules (nitrite, pesticides, additifs...).

Par dessus tout, elles piègent aussi le mauvais cholestérol, qu'elles éliminent via les selles. Elles utilisent ensuite le bon cholestérol pour assurer la production de sels biliaires, qui facilitent la digestion.

Alors, où trouve-t-on ces fibres en quantité, tellement bonnes pour notre santé ?

Légume/Légumineuse/Noix	Teneur en fibres (g)
Amandes	12,5g
Artichaut	9 g
Haricot rouge	9 g
Pois chiche	9 g
Haricot blanc	8 g
Salsifis	8 g
Lentille	7 g
Noix	6.7 g
Petit pois	6 g
Persil	6 g
Carottes	2.8 g
Tomates	1.2 g

Comme on peut le lire sur le tableau précédent, c'est principalement dans les fruits à coque, les légumineuses et les légumes verts que se trouvent le plus de fibres.

* * * * *

Maintenant, nous avons toutes les informations pour bien saisir l'importance de l'ordre optimum, pour équilibrer et assainir notre repas.

Imaginons qu'au sortir de leur phase de vide calorique, trois personnes mangent le même plat, dans les mêmes proportions : une cuisse de poulet (protéine), avec des frites (glucide), et des haricots verts (fibre).

- La première commence par les frites, ensuite le poulet, et enfin, les haricots verts. Sa courbe de glycémie connaît un pic élevé et brutal.

- La seconde mélange les trois ingrédients. Son pic de glycémie est moyen.

- La troisième déguste d'abord les haricots verts, ensuite le poulet et, enfin, les frites. Son pic de glycémie est le plus faible.

Donc, en mangeant exactement la même chose, nous pouvons radicalement changer l'aspect de notre courbe glycémique. En conséquence, nous diminuons les impacts négatifs du sucre sur notre corps, et nous favorisons grandement notre bien-être physique et mental.

Pour cela, il suffit de terminer notre assiette par les glucides (riz, pâtes, pommes frites, pain blanc, fruits, gâteau...).

**Ordre optimum d'absorption
dans une assiette**

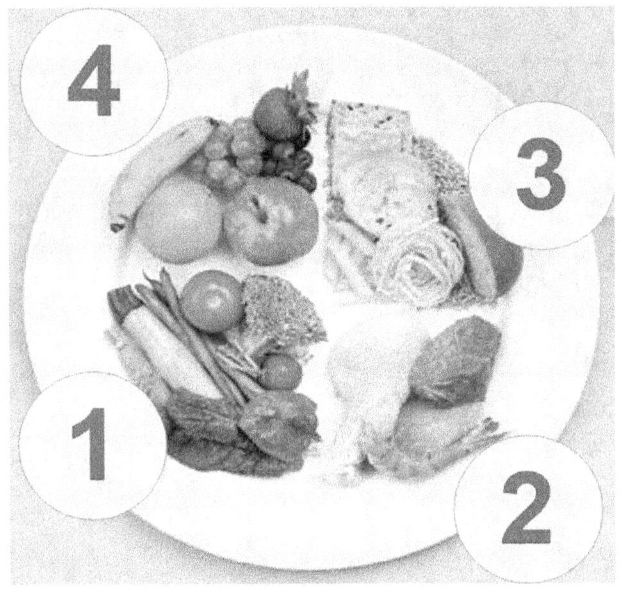

* * * * *

Pour le repas, c'est exactement la même chose. C'est le même fonctionnement !

Pour illustrer l'ordre optimum d'absorption des aliments, sur tout un repas, prenons un nouvel exemple.

Si nous sommes à table, il est préférable de commencer le repas par la salade (de laitue, d'endive...) ou les crudités (carottes râpées, de tomates, de haricots verts...).

Puis, poursuivre avec la viande, ou le poisson, ou les œufs.

Ensuite, de continuer avec son accompagnement (du riz, des pâtes...), et le pain en dernier, surtout s'il est blanc.

Et, enfin, finir avec le dessert sucré : fruit, gâteau, crème...

* * * * *

Notre première stratégie d'enrichissement de votre nouvel équilibre alimentaire est l'ordre optimum.

Vous pouvez noter qu'elle s'intègre parfaitement à l'esprit de la pratique :

- Elle n'est absolument pas contraignante.

- Elle ne nous oblige pas à arrêter le sucre, ou encore le gras.

- Elle ne nous contraint pas à nous mettre en mode « régime privatif » (ce qui est déconseillé).

- Elle est facile : il suffit juste de placer les éléments de notre repas dans le bon ordre.

- Les résultats scientifiques la soutiennent.

**Un article scientifique sur l'ordre des aliments
d'un repas et son impact sur l'absorption du sucre**

Kubota S, et al. : « *Examen des résultats récents*

sur la séquence de repas : une approche alimentaire attrayante pour la prévention et la gestion du diabète de type 2 ». Nutriments, août 2020.
(https://www.ncbi.nlm.nih.gov/pmc/articles/PMC7551485/)

Les études ayant observé les processus à l'œuvre quand les protéines (viandes, poissons...) sont absorbées avant les glucides expliquent que cet ordre est bénéfique pour la glycémie.

Ainsi, lorsque des plats de poisson ou de viande sont consommés avant du riz, le pic du glucose après le repas est significativement réduit, la sécrétion de GLP-1 (glucagon-like peptide) a augmenté, et le temps de vidange gastrique est prolongé.

Cependant, l'auteur attire l'attention sur le fait que les plats de poisson contiennent plus d'acides gras polyinsaturés, tandis que les plats de viande contiennent plus d'acides gras saturés. Or, une consommation élevée et riche en acides gras saturés favorise le stockage de l'énergie dans le tissu adipeux.

En conséquence, manger trop de viandes riches en acides gras saturés permet de diminuer les pics glycémique à court terme, mais peut aussi entraîner une prise de poids à long terme.

Concernant les fibres, il a été démontré dans plusieurs études que les fibres ont un effet sur les maladies, telles que le diabète et l'obésité, par l'inhibition de l'absorption des glucides et des lipides à court terme, et par des effets à long terme sur le microbiote intestinal.

Le processus est le suivant : les fibres alimentaires gonflent dans l'estomac, augmentant la viscosité de la masse alimentaire, et retardent le temps de la vidange gastrique.
Plusieurs recherches concluent que l'ingestion de légumes en premier, et ensuite de viande, avant le riz, est l'ordre le plus bénéfique à la glycémie après repas.

Quelques études ont examiné les effets à long terme des stratégies alimentaires relative à l'ordre d'absorption.
Au terme de leurs expériences, quand les sujets commençaient par les protéines et des graisses avant les glucides, les scientifiques ont noté une diminution significative de l'HbA1c (l'hémoglobine glyquée).
Quand les sujets commençaient par des légumes riches en fibres avant les glucides, il y avait une amélioration significative de l'HbA1c, et une tendance à la diminution de l'IMC (l'Indice de Masse Corporelle).

L'article termine en rappelant que de nombreuses études ont montré que débuter un repas par des protéines, des graisses, ou des fibres, avant les glucides réduisait le pic de glycémie d'après repas.

Les mécanismes qui s'enclenchent sont distincts, selon que vous commencez par les graisses, les fibres ou les protéines, mais il y a toujours un effet constant qui est le lissage du pic glycémique.

Cette stratégie est facile à suivre. Elle facilite la sécrétion du GLP-1 (glucagon-like peptide), qui a la propriété d'inhiber l'appétit, favorisant à long terme la prévention, ou la lutte contre l'obésité, et le diabète.

CONSEIL 6

ÊTRE CAPABLE D'AJOUTER DES ÉLÉMENTS AVANT DE MANGER

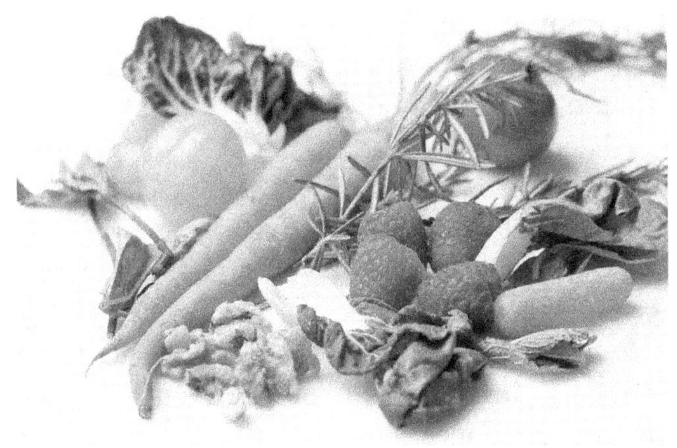

L'idée essentielle de cette nouvelle habitude à prendre est de faire un AJOUT à votre repas.

Oui, oui, vous allez pouvoir ajouter quelque chose !

Nos grands-parents commençaient volontiers leur repas par une entrée, très souvent des crudités.

Par exemple, il y avait une assiette de carottes râpées, avec des olives ou des œufs, ou de la salade verte avec quelques cerneaux de noix.
Et, sur ce point, ils avaient bien raison !

Aujourd'hui, nous avons tendance à attaquer directement notre repas avec l'accompagnement du plat principal : en avant les pâtes, les frites, le riz... avec leur sauce sucrée, genre ketchup.
Maintenant, les glucides passent avant le reste !
Et puis, nous n'avons plus le temps, ou plus l'envie, de faire d'entrée de crudités.
De façon générale, les fibres disparaissent progressivement de nos assiettes.

C'est encore plus vrai, si vous mangez des plats préparés industriellement.
En effet, l'industrie alimentaire écarte ou transforme les fibres, nous privant de leurs pouvoirs bénéfiques. Pourquoi ?
Parce qu'un aliment sans fibre est plus facilement congelable, sans qu'il perde sa texture.
De plus, l'industrie alimentaire a bien compris que nos papilles et notre cerveau raffolaient du sucre et du gras. Alors, elle en ajoute dans tous ses produits.
Résultat final : les plats industriels préparés contiennent plus de sucre, plus de gras ET peu ou pas de fibres.

Avec la solution de l'ordre optimum, nous avons vu toute l'importance d'ordonner les aliments de notre assiette : les fibres en premier, et les glucides en tout dernier.

En poursuivant dans cette voie d'optimisation, la nouvelle stratégie proposée ici est de commencer la reprise alimentaire en AJOUTANT des fibres !

Autrement dit, lorsque vous mangez, optez d'abord pour une petite entrée de légumes, ou de légumineuses, avant de poursuivre votre repas.

Plus il y en a, mieux c'est pour votre organisme !

Si vous commencez votre repas par des sucres, genre avec un abricot sec, ou un soda (fortement déconseillé), vous allez faire exploser votre taux d'insuline, et vous aurez envie de manger à nouveau des aliments riches en sucre, et en gras.

Aussi, quand vous débutez votre reprise alimentaire, faites-vous un petit plat de fibres, en premier.
Tout votre organisme vous en sera reconnaissant, et il profitera de nouveaux bénéfices.

* * * * *

Quels sont les légumes ou légumineuses à consommer ?

On l'a déjà dit plus haut, mais c'est toujours utile de le repréciser : tous les légumes et les légumineuses sont bons (pensez au bio, et au local, de saison si possible). Plus il y en a dans votre repas, mieux c'est !

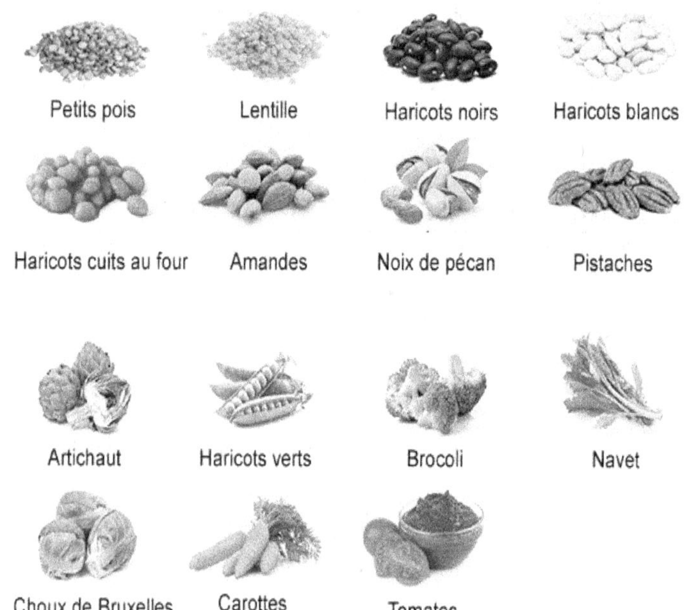

Il existe les légumes, dits « non amylacés » (ou non amidonnés).

Ils ne contiennent pas ou très peu d'amidon (donc, pas de glucide), et ils ont généralement une forte teneur en eau.

Voici la liste des principaux : brocolis, courgette, carotte, tomates, artichaut, asperge, germe de haricots, choux de Bruxelles, chou-fleur, céleri, concombre, aubergine, champignon, oignon, salade verte, épinard, navet, citrouille, radis, persil, haricots verts...

Ces légumes non-amidonnés sont riches en fibres, vitamines et minéraux, et ils ont une faible densité calorique, ce qui en fait de bonnes options pour un repas.

Quant aux légumes « amylacés » (ou amidonnés), ils contiennent de l'amidon, donc un plus grand nombre de glucides, et aussi de calories. A première vue, ces légumes peuvent donc augmenter votre glycémie plus rapidement que les autres.

Les plus connus sont les pommes de terre, le maïs, les pois chiche, les lentilles, l'artichaut, le topinambour, la patate douce, le panais, la châtaigne, la fève, le potimarron...

Toutefois, parmi ces légumes amidonnés, seule la pomme de terre produit une augmentation forte et rapide du taux de sucre dans le sang.

Les autres, malgré leur teneur en glucides, ne

produisent qu'une augmentation lente et faible de la glycémie, parce qu'ils contiennent beaucoup de fibres.

En conclusion, TOUS les légumes et toutes les légumineuses sont excellents pour votre santé, et tous réduisent les pics de glycémie, et régulent les lipides.

Vous pouvez les manger crus ou cuits.
Les consommer garantit les apports journaliers recommandés en potassium (utile pour réguler la tension artérielle), en fibres, en vitamines A et C, et en folates (essentiel pour les globules rouges).
Ce sont des éléments indispensables pour nos organismes.

Concernant la quantité à manger, au début de votre repas, mieux vaut un peu que pas du tout. C'est suffisant pour amorcer un effet bénéfique pour votre corps.

Il n'y a qu'une exception : la pomme de terre !
La pomme de terre est à plutôt à consommer en fin de repas, après les légumes et les graisses, avec les glucides.
Ou alors, en salade, mélangé avec d'autres légumes.

Zoom sur la patate !

L'Index Glycémique (IG) des pommes de terre est généralement plus élevé que celui de la majorité des autres légumes.

L'IG des pommes de terre cuites varie selon la méthode de préparation, mais il est souvent situé entre 70 et 90.

Par exemple, les pommes de terre bouillies ont un IG d'environ 78.
Celui des frites peut être supérieur à 90 (à cause de la cuisson qui modifie la structure de l'amidon).

En comparaison, la plupart des légumes (non féculents), comme les épinards, le brocoli, les carottes, et les courgettes ont un IG très bas, souvent en dessous de 40.

Même les légumes féculents, comme le maïs ou les petits pois, ont un IG bien inférieur à celui des pommes de terre.

Cela ne veut pas dire qu'il faut les bannir, mais

plutôt les consommer avec modération et de manière réfléchie, surtout pour ceux qui surveillent leur glycémie ou leur poids.

Vous pouvez très bien les intégrer dans une alimentation équilibrée, en suivant les stratégies préconisées dans ce livre.

Les légumes sont plus intéressants à consommer « bruts », plutôt qu'en jus ou en soupe, car les fibres ont été brisées ou retirées.
Seul le légume entier contient encore ses fibres complètes, et il sera donc plus efficace.

Par ailleurs, ce conseil vaut aussi pour les fruits.
Lorsque nous mangeons des fruits, la meilleure chose à faire est de choisir des fruits frais entiers - bios, de saison - si possible.
Le sucre y est faiblement concentré, à petites doses, et en association avec des fibres.
C'est sous cette forme que la nature a prévu que nous consommions le glucose et le fructose.

Par contre, évitez de consommer les fruits sous forme de fruits secs ou confits (qui concentrent une quantité énorme de sucre).

Astuce

Ce midi, vous êtes de sortie au restaurant, avec un bon repas en vue.

Il y a de fortes chances que ça commence par des toasts sucrés et gras.
Et, le repas derrière va être riche.

Vous savez maintenant que ce n'est pas la meilleure façon de commencer votre repas.

Pensez à manger un peu de légume avant votre rendez-vous !

Par exemple, manger une ou deux carottes (jusqu'à 2 heures avant l'apéro ou le gros repas qui vous attend).
Ou alors, une poignée de noix ou d'amandes.
Cela suffit à amorcer les mécanismes bénéfiques pour votre organisme.

C'est une astuce facile et absolument pas contraignante.

En plus, c'est tranquillisant et apaisant.

Cependant, pas de miracle : ce n'est pas un chèque en blanc pour se gaver de sucres et de graisses.

Restez raisonnable !

Cette astuce est valable avant toute prise d'aliments : repas et goûter.

CONSEIL 7

ÊTRE CAPABLE D'AJOUTER ENCORE UN AUTRE ALIMENT À SES REPAS

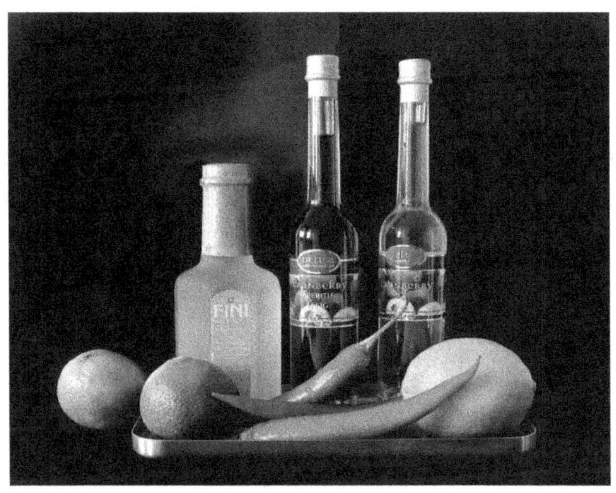

Nous avons découvert l'importance d'ordonner nos aliments.

Puis, nous avons vu qu'avant de manger (un repas ordonné ou non), l'ajout d'un légume, d'un fruit à coque, ou d'une légumineuse était une bonne stratégie.

Ici, nous allons voir que nous pouvons encore optimiser notre alimentation, pour un équilibre et une nutrition encore plus puissants.

Les légumes et les légumineuses, dont nous venons de parler dans les parties précédentes, peuvent être assaisonnés.

Un filet d'huile d'olive, ou de noix, est possible sur vos crudités, par exemple.
Toutes les deux sont riches en antioxydants, et en acides gras monoinsaturés, bénéfiques pour la santé cardiovasculaire.

C'est l'occasion de rappeler qu'il vaut mieux éviter les huiles hydrogénées, comme l'huile de colza, de soja, de tournesol...
L'hydrogénation est un procédé industriel destiné à obtenir une huile solide à température ambiante, et qui rancit moins vite. Cela permet une plus longue conservation des aliments.
Les industriels utilisent ces huiles partiellement hydrogénées comme stabilisateurs et conservateurs dans divers plats préparés, les pizzas, les quiches, les biscuits apéritifs à croquer, les viennoiseries, les gâteaux, la margarine…
Le gros souci est que ces huiles contiennent des acides gras trans (AGT) de synthèse, appelé « mauvais » gras.
Leurs effets nocifs pour la santé sont établis.
Consommés en excès, les AGT sont source d'accidents cardiovasculaires, car ils font augmenter le taux de « mauvais » cholestérol.

Ils sont également soupçonnés de favoriser certains types de cancers.

Quand vous faites vos courses, vérifiez la liste des ingrédients de vos produits : si elle comprend des « huiles ou graisses partiellement hydrogénées », alors l'aliment contient les AGT à éviter.

Revenons à notre assaisonnement.

Une nouvelle stratégie d'optimisation de votre nouvelle routine saine d'alimentation, est de faire une vinaigrette maison : huile saine, vinaigre, sel et poivre (pourquoi pas en plus, avec des échalotes, ou de l'ail, ou des épices, type curcuma ou gingembre).

Si vous ne la faites pas vous-même, attention aux vinaigrettes industrielles, qui contiennent une bonne dose de sucre.

Pourquoi cette recommandation d'accompagner ses légumes d'une vinaigrette ?

Outre le goût, l'intérêt de la vinaigrette tient au vinaigre. C'est lui notre second ajout salutaire.

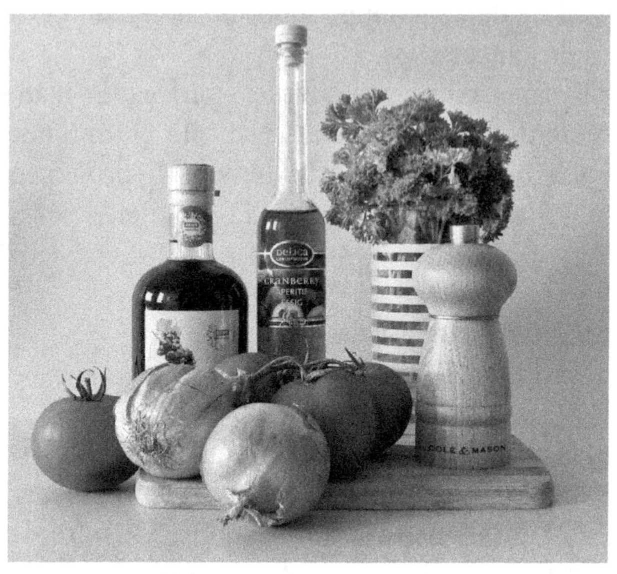

Des études scientifiques se sont intéressés au vinaigre, et leurs conclusions sont très intéressantes.

En faisant boire à des sujets des verres de vinaigre, avant les repas, les chercheurs ont noté une baisse de leur glycémie, mais aussi une tendance à la perte de poids, à la réduction du tour de taille, à la baisse du cholestérol...

Ils ont noté que du vinaigre pris avant un repas riche en glucides diminuait le pic de glucose de 8 à 30% !

Encore une découverte fabuleuse !

Pourquoi toutes ces bonnes nouvelles, autour du vinaigre ?

Parce que le vinaigre ralentit le passage du glucose dans le sang, puis, il augmente sa vitesse d'absorption et de transformation en glycogène, par les muscles.
De fait, il diminue la sécrétion d'insuline, tout en lissant la courbe de glycémie (il diminue les pics, mais ne les efface pas !).

Ainsi, le vinaigre est utile pour réduire les pics de glucose lorsqu'il est consommé au cours d'un repas qui, sans cela, provoquerait un pic plus important.
Dans l'idéal, il est à prendre 20 minutes maximum, ou moins, avant de manger, et jusqu'à 20 minutes après les repas.

Tous les vinaigres sont recommandés : balsamique, blanc, cidre, vin...
Leur action est la même, qu'il soit à base de cidre, de vin, de riz, ou de fruits rouges... car l'ingrédient actif, c'est l'acide acétique, présent dans tous les vinaigres. C'est lui qui a pour effet de réduire les pics de glucose.

* * * * *

Attention cependant : le vinaigre n'est pas un produit miracle !

Le vinaigre agit sur l'amidon, en ralentissant sa transformation en glucose.
Son acide acétique inactive temporairement l'alpha-amylase, qui est une enzyme digestive de la salive, qui décompose l'amidon.

De plus, il favorise l'absorption du glucose par les muscles.

Cependant, l'acide acétique n'a pas de pouvoir sur le fructose.

Ainsi, vous vous offrez un soda ou une glace. Et, vous vous dites que pour freiner, ou annuler les effets des sucres que vous absorbez, il suffit de prendre du vinaigre, avant ou après.
Au premier abord, ça paraît logique et c'est malin.
Cependant, sachez que cela n'aura aucun effet, parce que la boisson ou la glace contiennent sûrement du fructose et/ou du saccharose, mais pas d'amidon.

Par ailleurs, le vinaigre a des inconvénients :

   - Certaines personnes le recommandent à tout moment de la journée.
   Cependant, attention à l'émail de vos dents qui

peut être attaqué par l'acide acétique. Le conseil est de vous rincer la bouche à l'eau, après l'avoir consommé, et d'éviter de le boire juste avant d'aller vous coucher.

- Par son acidité, le vinaigre peut irriter vos muqueuses (la gorge et l'œsophage, par exemple), surtout s'il est consommé pur. Il est préférable de le diluer dans de l'eau avant de le boire pour réduire cette acidité.

- Même s'il est moins acide que du jus de citron ou du soda, les médecins déconseillent le vinaigre pour ceux qui souffrent de troubles gastriques.
Écoutez votre corps et ajustez votre consommation en conséquence.

- Enfin, le vinaigre peut interagir avec certains médicaments, notamment ceux qui régulent la glycémie.
Si vous prenez des médicaments, il est toujours bon de consulter un professionnel de la santé avant d'intégrer le vinaigre à votre régime.

Prudence, donc !

Ici, il s'agit d'utiliser le vinaigre avec d'autres ingrédients (de l'huile, des légumes), et non pur. C'est peut-être la meilleure possibilité ?
C'est cette association qui rend son utilisation intéressante, avec une balance bénéfices/inconvénients qui penche clairement du côté des bénéfices (prouvés scientifiquement, voir l'étude ci-dessous).

A la limite, avant un repas riche (dîner de fête, par exemple), vous pouvez en boire, mais pensez à le diluer dans un verre d'eau (une cuillère à soupe pour un verre d'eau).

Il est conseillé d'éviter de le boire pur, surtout si vous avez le ventre vide.
Ce dernier est très sensible aux premiers aliments que vous allez lui offrir.

Faites attention à la façon dont votre corps réagit, et n'hésitez pas à consulter un professionnel de santé si vous avez des préoccupations.

Prenez soin de vous !

Des études scientifiques sur le vinaigre
et son effet sur la glycémie et les lipides.

Jafarirad S, et al. : « *L'effet d'amélioration du vinaigre de cidre de pomme en tant qu'aliment fonctionnel sur les indices anthropométriques, la glycémie et le profil lipidique chez les patients diabétiques : un essai clinique contrôlé randomisé* ». Novembre 2023 (https://pubmed.ncbi.nlm.nih.gov/38028980).

Cette étude vise à évaluer les effets d'une consommation prolongée de vinaigre de cidre sur les indices de glucose dans le sang et le profil lipidique, chez les patients atteints de diabète de type 2.

Les participants ont été divisés en deux groupes : l'un consommant du vinaigre (30ml/jour, soit 2 cuillères à soupe), l'autre non. Les deux groupes se sont alimentés de la même façon.

Au bout de 8 semaines, les chercheurs ont comparé différents indices.

La glycémie à jeun avait diminué

significativement dans le groupe « vinaigre ».

Il y a eu aussi une différence significative des taux d'hémoglobine A1C (hémoglobine glyquée) entre les deux groupes, en faveur du groupe « vinaigre ».

Les taux de LDL (lipoprotéine de basse densité – une transporteur principale du cholestérol dans le sang) ont été diminués dans le groupe « vinaigre ».

Le cholestérol total, et d'autres rapports favorables, ont diminué après la période d'intervention dans le groupe « vinaigre », par rapport au groupe témoin.

Les chercheurs concluent qu'une consommation quotidienne de vinaigre de cidre de pommes peut avoir des effets bénéfiques sur le contrôle des indices de la glycémie, ainsi que sur le profil lipidique, des patients atteints de diabète de type 2.

* * * * *

Hadi A, et al. : « *L'effet du vinaigre de cidre de pomme sur les profils lipidiques et les paramètres glycémiques : une revue systématique et une méta-analyse des essais cliniques randomisés* ». 2021 (https://pubmed.ncbi.nlm.nih.gov/34187442/)

Il s'agit ici d'une revue de la littérature sur les études prenant pour sujet les effets du vinaigre sur les paramètres glycémiques et lipidiques.

Les auteurs soulignent l'importance de ces études, compte tenu que des taux lipidiques et de glucose élevés sont des facteurs de risque pour plusieurs maladies cardiovasculaires qui, par la suite, représentent une cause principale de mortalité précoce dans le monde.

Depuis janvier 2020, tous les essais cliniques ayant étudié l'effet du cidre de pomme sur les profils lipidiques et les indicateurs glycémiques, et répondant à d'autres critères, ont été inclus. Cela représente au total 9 études.

Il a été constaté que la consommation de vinaigre réduisait significativement le taux de cholestérol total, la glycémie à jeun, et les concentrations d'HbA1C (hémoglobine glyquée), ainsi qu'une réduction significative d'autres paramètres, chez des participants diabétiques ou sains.

La conclusion est qu'il y a un effet favorable et significatif d'une consommation de vinaigre de pomme sur les taux de glycémie et de lipides dans le sang.

CONSEIL 8

PRATIQUER LE JEÛNE INTERMITTENT 16/8

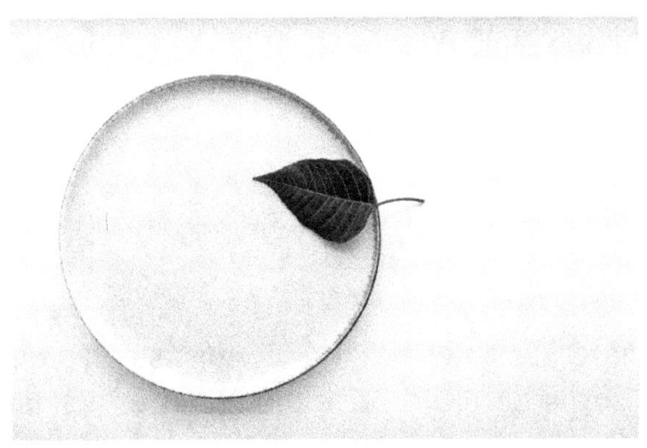

Le jeûne intermittent 16/8 (alternance calorique) est une stratégie révolutionnaire !

Elle est pratique, simple, et ses effets sont véritablement puissants.

Beaucoup d'études scientifiques en font fait leur objet d'études, et leurs résultats sont extrêmement positifs, comme vous pourrez le lire plus loin.

Si les stratégies précédentes ciblaient principalement ce qui est mis dans l'assiette, le

jeûne
16/8 s'intéresse à quand les aliments sont pris.
Ce basculement du QUOI vers le QUAND est
fondamental !

Le mécanisme de base du jeûne 16/8 est une
alternance de 2 phases : une phase de vide
calorique, et une phase de reprise calorique. Les
parties suivantes vous en donnent l'explication.

* * * * *

La phase de vide calorique consiste à soulager
votre corps de toute prise alimentaire, pendant 16
heures.

Pendant ce temps, vous poursuivez votre
hydratation. C'est même essentiel.

L'eau est la meilleure boisson.

Cependant, si vous préférez, vous pouvez aussi
prendre un café (il limite la sensation de faim), un
thé, ou une infusion (attention aux thés et infusions
de fruits pouvant être sucrées).

Optez pour la boisson qui se conforme le mieux à
vos goûts et à votre organisme.

Quel que soit votre choix, ne faites aucun ajout dans votre boisson : pas de lait, pas de crème, pas de sucre (sous quelque forme que ce soit, même naturel : miel, sucre roux non raffiné)...

Cela revient aussi à vous abstenir des jus de légumes ou de fruits, même faits maison avec des produits de qualité.
En effet, les jus sont très concentrés en fructose, ou encore trop caloriques.

Les sodas ou autres boissons du même genre, même « zéro calorie » ou « zéro sucre » sont aussi à proscrire, car elles contiennent soit trop de sucre, soit des édulcorants, ou encore sont trop caloriques.

Évidemment, pas d'alcool.

Durant la phase de vide calorique, l'idée est de ne pas faire monter votre glycémie, autrement dit, le taux de sucre dans votre sang (et donc la production d'insuline – nous reparlerons plus loin de cette hormone).

En faisant cela, votre corps va naturellement modifier son fonctionnement métabolique.
Il va passer d'une utilisation énergétique basée sur le sucre, à une utilisation basée sur les graisses.

Il s'agit donc le laisser opérer ce changement, sans intervenir.

Sachez qu'on estime qu'en dessous de 50 à 60 calories absorbées, le jeûne intermittent n'est pas cassé.

Pour vous donnez une idée de ce que ça représente, cela équivaut à 2 carrés de chocolat noir (70 % de cacao), ou encore, 1 cuillère à café d'huile d'olive, ou un quart de pomme.

Vous voyez qu'il suffit de peu de chose pour activer des réponses métaboliques, comme la sécrétion d'insuline.

Si vous souhaitez être sûr de ne pas fausser votre jeûne 16/8, n'avalez rien de solide.

Ne mâchez rien.

Ne sucez rien.

Restez-en à l'eau, au café ou au thé, naturel et sans aucun ajout, afin de préserver tous les effets du jeûne, notamment l'autophagie et la perte de graisse.

* * * * *

Après les 16 heures d'allègement calorique viennent les 8 heures de la phase de restauration calorique.

Il s'agit de vous restaurer, avec plaisir, en savourant vos plats préférés.

Vous n'avez pas à changer votre alimentation, ou à compter les calories absorbées.

L'idée est que vous fassiez vos prises alimentaires, concentrées sur ces 8 heures, en mangeant à satiété.

Tandis que vous retrouvez le plaisir de manger, votre corps change automatiquement de fonctionnement métabolique.
Durant la phase d'allègement calorique, il s'appuyait sur les graisses pour produire de l'énergie.
A présent que vous avez mangé, il va utiliser essentiellement le glucose comme carburant énergétique.

Durant cette phase, vous ne devez pas :

- Vous restreindre en quantité alimentaire, et obliger ainsi votre corps à se défendre contre cette privation.

- Vous concentrer sur quelques aliments, et en exclure d'autres.

- Vous gaver, en prévision de la période des 16 heures de soulagement calorique qui va suivre.

Pour conserver toute la puissance du jeûne 16/8, évitez soigneusement les 3 écueils ci-dessus.

* * * * *

Les solutions pour installer son jeûner 16/8 sont multiples :

    – Ne pas prendre de petit déjeuner (manger entre midi et 20 h = 8h de restauration calorique).

    – ou bien, ne pas manger le soir (manger entre 8h et 16 h = 8 h de restauration calorique).

Ce sont les tranches horaires les plus simples, et les plus fréquentes.

Quel que soit votre choix, pour profiter des bienfaits du jeûne intermittent 16/8, il faut bien en respecter les conditions de pratique, comme vu précédemment.

Il est nécessaire aussi d'en faire l'expérience tous les jours, et pendant plusieurs semaines, pour jouir de ses bénéfices.

Si vous visez la perte de poids, il faut généralement 2 à 3 semaines de pratique sérieuse pour parvenir aux premiers résultats. Et, il faut quelques mois supplémentaires pour atteindre un poids d'équilibre.

Ce point est justement l'occasion de cibler une autre erreur, parfois commise.

Pour les débutants, qui ont des appréhensions, il est intéressant de commencer à expérimenter le jeûne 16/8 quelques jours par semaine.

L'idée est de se familiariser avec la pratique, de constater qu'elle s'intègre parfaitement à notre emploi du temps, nos activités, etc.

Surtout, il s'agit de se rendre compte que jeûner en 16/8 est facile : notre corps connaît ce processus, inscrit dans ces cellules depuis des millénaires. On peut vivre pleinement sa vie familiale, professionnelle, sportive, etc. tout en jeûnant en 16/8.

Ce temps d'essai est important, car il est réconfortant.

Cependant, certain(e)s pratiquant(e)s en restent là.

Par exemple, Patricia a commencé à jeûner quelques jours dans la semaine.

Puis, elle a opté pour jeûner tous les jours de la semaine, sauf les week-ends. Cependant, elle n'est pas allée plus loin.

Elle a perdu un peu de poids, mais pas autant qu'elle le souhaitait.

Pour bénéficier pleinement de votre jeûne 16/8, il y a une condition de durée. Ce qui suppose un peu de patience et de constance dans la pratique.

Aussi, quand vous vous sentez prêt(e), adoptez sérieusement l'alternance calorique pendant, plusieurs mois.

Bien-sûr un ou deux jours de relâchement sont possibles.

Cependant, une pratique en pointillé, chaotique, et impatiente, ne vous apportera pas toutes les richesses que vous pouvez obtenir de votre jeûne.

L'un des grands avantages du jeûne intermittent 16/8 est qu'il peut être adopté durant des mois, voire des années, voire toute sa vie.

De nombreux pratiquants l'intègrent complètement à leur quotidien. Ils en font un élément de leur mode de vie.

Ainsi, ils profitent de tous les effets positifs de cette méthode, qui ne se limitent pas à la seule perte de poids.

Si vous souhaitez en savoir plus sur les mécanismes du jeûne 16/8 et ses bienfaits, n'hésitez pas à vous (re)plonger dans mon livre : « *Débuter vite et bien son jeûne intermittent 16/8, pour mincir, détoxifier, être en pleine forme...* », <u>publié sur Amazon</u>.

**Des exemples d'études scientifiques
sur les effets de l'alternance calorique 16/8
sur les paramètres lipidiques et glycémiques**

« Ten-hour time-restricted eating reduces weight, blood pressure, and atherogenic lipids in patients with metabolic syndrome », *Cell Metabolism*, 07/01/20.

Une étude récente a porté sur un panel de 19 volontaires, ayant eu pour consignes de prendre leurs repas sur une période de 10 heures, et de s'abstenir sur les 14 heures restantes de la journée.

Ces volontaires présentaient des marqueurs de risque cardiovasculaire : obésité abdominale, hypertension, taux de graisses dans le sang anormalement élevés, etc.

La seule consigne qui leur était donnée était de manger comme ils le souhaitaient, en suivant précisément les périodes de prise ou de soulagement alimentaire.

Autrement dit, il n'y avait aucune instruction visant à modifier l'activité physique, la qualité, ou la quantité de l'alimentation de ces personnes.

Au bout de trois mois, la plupart des paramètres de santé se sont améliorés. Les participants ont vu :
 - Leur tour de taille diminué
 - Leur pression artérielle abaissée
 - Une réduction des signes de diabète (chez ceux qui en présentaient)
 - Une perte de poids (3 kg en moyenne).

Les auteurs remarquent l'absence d'effets indésirables et le faible taux d'abandon, avec une phase de soulagement calorique de 10 heures, sur 12 semaines.

Selon eux, il est tout à fait souhaitable que l'alternance calorique puisse servir de nouveau traitement pour les personnes atteintes de risques cardiovasculaires.

Aux prises de médicaments (qu'il n'est pas nécessaire d'arrêter) peut venir s'ajouter les bienfaits de cette nouvelle approche.

* * * * *

Health Effects of Alternate-Day Fasting in Adults: A Systematic Review and Meta-Analysis., Front Nutr. 2020 Nov 24

Ces chercheurs ont engagé une méta-analyse (= méthode qui combine les résultats de plusieurs études indépendantes) permettant d'étudier les effets de l'alternance calorique sur un groupe de 152 personnes, comparé à un groupe de contrôle de 117 personnes.

Par rapport au groupe de contrôle, il ressort significativement que les personnes en alternance calorique ont :
- Perdu plus de poids
- Plus diminué leur indice de masse corporelle
- Plus diminué leur cholestérol
- Amélioré leur pression artérielle (systolique et diastolique)…

Cette méta-analyse suggère que le jeûne intermittent est une stratégie alimentaire viable (facile à mettre en œuvre et efficace) pour la perte de poids.

Elle permet aussi une amélioration substantielle des indicateurs de risque de maladies chez les personnes obèses ou normales.

* * * * *

Rémi Voignier. Le jeûne intermittent : revue de littérature en soins primaires. Médecine humaine et pathologie. 2023. ⧠dumas-04098483⧠

L'auteur de ce document a effectué une revue de la littérature sur l'effet du jeûne intermittent en soins primaires.

31 études ont été retenues dans sa synthèse, dans lesquelles la durée du jeûne intermittent allait de 8 à 52 semaines.

Les résultats constatés sont les suivants :

- Dans 100% des études, le jeûne intermittent a induit une perte de poids.

- 17 études sur 18 ont observé une diminution de la circonférence abdominale.

- 9 études sur 18 ont permis une amélioration de la glycémie à jeun.

- Une diminution de la tension artérielle a été observée dans 10 études sur 18.

- Le profil lipidique a été amélioré dans 11 études sur 21.

- Une diminution de la masse maigre est observée dans 9 études sur 15.

Les résultats constatés induisent une action bénéfique du jeûne intermittent.

L'auteur recommande de poursuivre, et de multiplier les études sur cette approche très prometteuse.

CONSEIL 9

SAVOIR REPROGRAMMER SON CERVEAU POUR L'ÉQUILIBRE ET LA SANTÉ

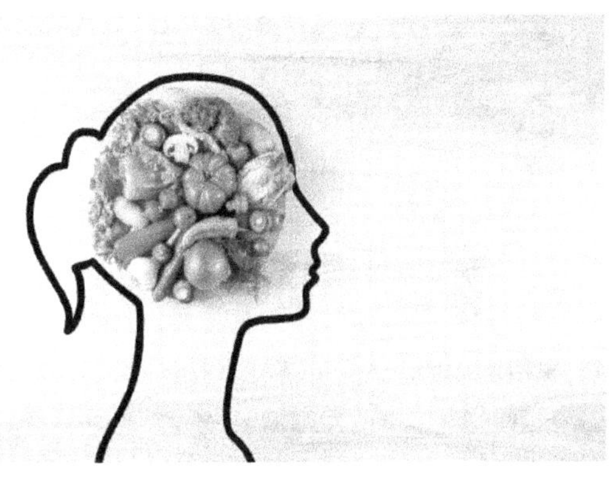

Lorsque nous prenons du sucre, notre cerveau sécrète de la dopamine, un neurotransmetteur puissant, aussi appelé « hormone du plaisir ».

Cette hormone, vous la connaissez ! Si, si, si...

Chaque fois que vous comblez certains besoins ou certains désirs (comme le sexe, les jeux...), vous faites l'expérience de la dopamine, qui vous fait sentir agréablement bien.

En fait, c'est une récompense que vous offre votre cerveau.

Votre cerveau carbure au sucre !
C'est l'organe le plus gourmand en énergie, puisqu'il utilise la moitié de toute l'énergie contenue dans le sucre du corps.
Alors, votre cerveau vous gratifie quand vous mangez sucré, et il vous exhorte à recommencer d'en prendre, dès que possible.
Par ses moyens, il vous incite donc à répéter un comportement consistant à manger des aliments et des plats sucrés.

Une expérience (Ahmed, 2013), menée pendant plusieurs semaines sur des rats, a montré qu'entre de l'eau sucré et de la cocaïne, c'est l'eau sucrée qui l'emportait à 85%.
Chez les rats, le sucre a activé les mêmes circuits cérébraux de la récompense et de la motivation que la drogue dure.
Et, en plus, le pouvoir attractif du sucre s'est avéré plus puissant que celui de la cocaïne ou de l'héroïne.
Lorsque les rats ont été privés de sucre, ils ont présenté un état de manque, caractérisé par une importante anxiété.
Notre cerveau adore le sucre, même si le reste de notre corps l'aime moins. Il en veut, et fait en sorte d'en avoir.

Et, notre volonté n'a rien à voir là-dedans.

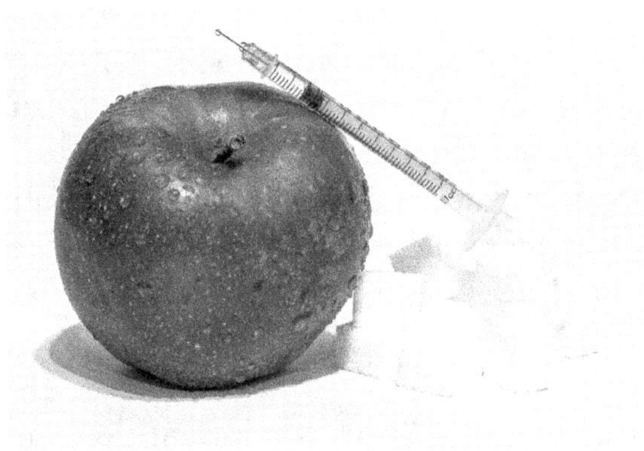

Cependant, la consommation excessive et répétée des sucres (sous toutes leurs formes) finit par dérégler le circuit de la récompense, et à entraîner une addiction, avec tous les dégâts occasionnés pour le corps (prise de poids, diabète., cancers..).

* * * * *

Des études récentes (Berland, 2020) ont montré que le gras avait le même effet sur le cerveau que le sucre.

Les graisses, aussi appelées triglycérides, sont

capables de remonter jusqu'à notre cerveau, et d'en modifier l'activité, en favorisant la libération de dopamine.

Autrement dit, elles auraient un effet sur le plaisir ressenti, et influenceraient notre comportement alimentaire et général… comme le ferait, en théorie, n'importe quelle autre drogue.

Plus précisément, les chercheurs ont démontré que les triglycérides jouent un rôle de « renforçateurs », c'est-à-dire de stimuli perçus comme plaisants, associés à la libération de la dopamine.

Au final, les triglycérides conduisent l'organisme à vouloir reproduire cette expérience agréable, pour obtenir ce même stimulus.

En avant, l'envie de produits et de plats gras !

Comme pour le sucre, l'hypothèse est que la consommation en trop grande quantité de graisses finit par dérégler la relation gras/cerveau, et donc le circuit de la récompense.

En effet, chez une personne obèse, le taux de triglycérides circulant dans le sang est souvent trop élevé.

De fait, ce « signal » peut entraîner un dysfonctionnement de la capacité de certains neurones à répondre correctement à cette concentration trop importante.

Quand vient le moment de vous restaurer, vous comprenez pourquoi vous pouvez être fortement tenté par un hamburger, une viennoiserie, ou encore une pizza.
Ce sont des plats qui mélangent du gras et du sucre, et votre cerveau les désire tous les deux.
Alors, lorsque vous les mangez, des capteurs situés dans votre bouche envoient un signal, destiné à relâcher de la dopamine, pour stimuler votre motivation et votre système de récompense.

Ce processus sensoriel oral n'est pas le seul à entrer en jeu.

Un capteur secondaire est également présent dans votre intestin.
Ce capteur enregistre les présences des graisses et des sucres, et incite lui aussi votre cerveau à libérer de la dopamine.
Par exemple, lorsque des graisses sont détectées dans la partie supérieure de votre intestin, votre nerf vague (qui contrôle plusieurs fonctions inconscientes, comme la digestion et la respiration) transmet le message à votre cerveau.
Les aliments riches en graisses et en sucres peuvent faire exploser les niveaux de dopamine, jusqu'à 2 fois plus que les niveaux normaux (comme la

nicotine et l'alcool).

Le sucre augmenterait les niveaux de dopamine de 135 à 140 %, et le gras de 160 %, bien que l'effet prenne plus de temps à se manifester dans ce dernier cas.

Dès que vous mangez du sucre et du gras, la dopamine libérée vous encourage à répéter ce comportement qui, à l'origine, doit vous aider à survivre.

Cependant, plus la quantité de dopamine libérée est importante, plus vous êtes susceptibles de répéter ce comportement alimentaire.

Jusqu'à la déraison.

Jusqu'à l'addiction.

Comment rompre ce cercle vicieux ?

Nous avons parlé des stratégies alimentaires, qui sont déjà d'excellentes solutions.

Cependant, vous pouvez aussi modifier les pulsions de votre cerveau, pour freiner et limiter vos envies de sucre et de gras.

De cette façon, tout au long de la phase de restauration calorique, il est possible d'être raisonnable sur les types d'aliments et de plats consommés.

L'hypnose est une approche puissante pour

reprogrammer en profondeur une mauvaise habitude alimentaire, consistant à manger sucré et gras, en quantité et trop souvent.

Dit autrement, l'hypnose va travailler sur vos pulsions, par exemple une envie irrépressible de sucre.
Subitement ou progressivement, cette thérapie va vous aider à vous détacher de vos comportements addictifs aux produits gras et sucrés.

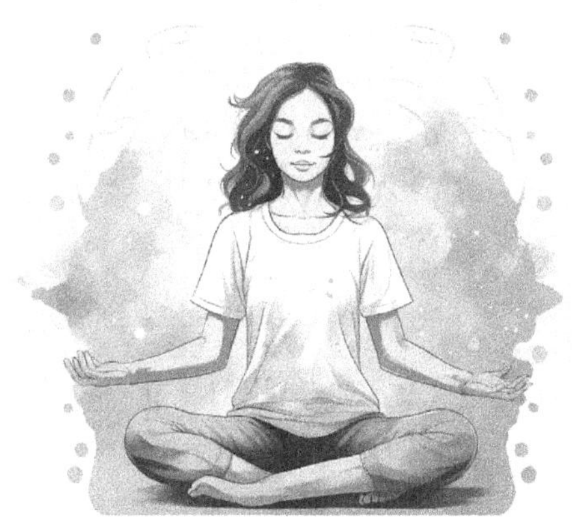

Pour différentes raisons, vous pouvez être en compulsion alimentaire sucrée ou grasse.

Il faut dire que les tentations sont très nombreuses, tout au long d'une journée. Du sucre et du gras, il y en partout, à portée de mains, sur les lieux de travail (distributeurs en tous genres...), de promenades (surtout en ville, avec les boulangeries et autres commerces), et bien sûr dans les boutiques et les grandes surfaces.

Même chez nous, nous avons toujours une tablette de chocolat, des biscuits, ou des poches de bonbon dans nos placards.

Alors, vous pouvez craquer facilement :

– soit en cassant votre période de vide calorique, parce que l'envie est trop forte.

– soit en émaillant votre période de restauration calorique de nombreuses prises de sucre et de gras.

Dans les deux cas, souvenez-vous de quelque chose d'important : CE N'EST PAS DE VOTRE FAUTE !

Nous venons de voir que notre cerveau récompense la prise de sucre et de gras. Il est très difficile de s'affranchir de cette programmation, une fois qu'elle est ancrée.

En plus, tout un pan de notre culture (la récompense sucrée, par exemple), et de notre économie (les groupes agro-alimentaires en tête) font tout pour nous faire manger gras, ou boire sucré, au-delà de toute mesure.

L'hypnose peut constituer une aide essentielle, si vous cherchez à transformer votre rapport aux aliments gras et sucrés en général, en freinant, en diminuant, ou en stoppant une consommation devenue excessive, pulsionnelle, et par conséquent négative pour vous.

Grâce à cette thérapie brève et active, vous pouvez renforcer la puissance de votre rééquilibrage alimentaire, en reprogrammant votre esprit à votre avantage, pour changer les processus qui vous poussent à craquer en excès pour le sucre et le gras.

Un exemple d'étude scientifique sur l'effet de l'hypnose sur l'impulsivité alimentaire sucrée ou salée

Delestre F. et al. : « *L'hypnose réduit l'impulsivité alimentaire chez les patients présentant une obésité et des taux élevés de désinhibition : HYPNODIET, essai clinique contrôlé randomisé* », juin 2022 (https://pubmed.ncbi.nlm.nih.gov/35170724/).

L'hypnose est efficace pour réduire l'impulsivité alimentaire sucrée (ou salée). Cette dernière est définie comme l'action de manger sur un coup de tête, en réponse à des stimuli immédiats.

L'hypnose est aussi opérante pour dissoudre la désinhibition vis-à-vis de l'alimentation sucrée (ou salée).
La désinhibition revient au fait qu'au lieu de manger à sa faim des aliments que l'on appelle « interdits », on en mange beaucoup « d'un coup », et au-delà de la satiété.

Ces résultats sur l'efficience de l'hypnose sont issus du programme HYPNODIET, conduit par une équipe pluridisciplinaire de l'Université Paris Cité, et de l'hôpital Bichat, Paris.

Dans un essai clinique rigoureux, cette étude montre que des patients sélectionnés sur des critères précis, et bénéficiant d'un programme fondé sur l'hypnose Ericksonienne réduisent leur impulsivité alimentaire et leur désinhibition alimentaire.

Pour conduire leur étude, les chercheurs ont recruté 82 personnes.
Pour être inclus, les volontaires devaient présenter une forte impulsivité alimentaire, en particulier une désinhibition alimentaire élevée.
Les sujets ont ensuite été répartis en deux groupes, par tirage au sort.

Les deux groupes bénéficient d'un programme d'accompagnement diététique habituel, sous forme de 8 séances collectives. Cependant, en plus de ce programme, l'un des groupes bénéficie de séances d'hypnose Ericksonienne et d'apprentissage de l'autohypnose.

À l'issue des 8 semaines de suivi, il a été remarqué que les patients ayant bénéficié de l'hypnose thérapeutique présentaient une baisse de leur impulsivité alimentaire, traduite par la réduction de leur score de désinhibition, comparativement aux sujets qui suivaient uniquement le programme diététique.

Les chercheurs ont aussi noté une baisse de poids, de l'IMC (Indice de Masse Corporelle), ainsi qu'une sensibilité moindre à la faim, en faveur du groupe « hypnose ».

En conclusion, les résultats montrent que, via l'hypnose, il est possible d'agir, sur l'impulsivité alimentaire de personnes qui en souffrent, et qui n'arrivent pas à réduire leurs apports alimentaires.
De fait, l'hypnose et l'auto-hypnose peuvent améliorer considérablement les mécanismes profonds des comportements alimentaires, et ont un effet bénéfique sur la perte de poids.

Plutôt que d'en rester à la théorie, ce livre vous propose une séance conçue spécialement pour abaisser votre consommation d'aliments trop gras et trop sucrés.

Oui, oui, vous lisez bien : vous allez pouvoir pratiquer et vivre la transe hypnotique, maintenant, si vous le souhaitez !

Cette reprogrammation, personne ne peut la faire pour vous. Si vous sentez que vous en avez besoin, c'est à vous de jouer !

Si vous n'êtes pas au fait, ou encore réservé sur le processus hypnotique, je vous conseille de consulter un autre de mes livres, qui pourrait vous aider à mieux cerner et apprécier l'hypnose : « *Hypnose, auto-hypnose, pour mincir, perdre le poids superflu* », <u>disponible sur Amazon</u>.

* * * * *

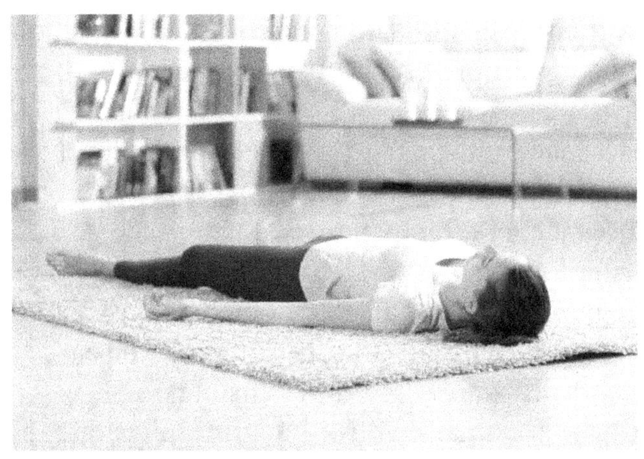

Si vous vous sentez prêt(e), voici quelques rappels et conseils pratiques pour vous aider à vivre plus facilement et rapidement la transe hypnotique :

Avant de commencer cette séance d'hypnose, consacrée à transformer votre consommation élevée de gras et de sucre, assurez-vous d'être au calme, et de ne pas être dérangé jusqu'à la fin de la séance.

La tranquillité est nécessaire afin de favoriser l'entrée en transe.
Installez-vous confortablement, dans votre lit, votre canapé, votre fauteuil... Là où vous vous sentez à l'aise et en sécurité.

La transe est un phénomène naturel et banal, que nous vivons plusieurs fois par jour.

La séance d'hypnose proposée ici déclenche et amplifie ce phénomène naturel. Tout au long de la séance, et quoi qu'il arrive, une partie de vous veille toujours, et reste consciente de tout ce qui se passe. De fait, à tout moment, vous pouvez sortir de transe si vous le souhaitez ou si c'est nécessaire, pour y retourner ensuite.
Ainsi, si jamais votre intégrité physique est menacée, ou si l'on vous demande d'accomplir une action non conforme à vos normes morales ou sociales (ce qui n'est évidemment pas le cas ici !), vous sortirez spontanément de la transe hypnotique.

Le travail ne se fait que « là » où vous souhaitez qu'il se fasse.

Par exemple, pour cette séance, vous vous fixez l'objectif de diminuer votre consommation de produits trop sucrés et trop gras. Alors, vous ne travaillerez que sur et pour cela, et pas sur autre chose.
Durant la séance, vous ne devenez pas un pantin malléable (oubliez ces phantasmes). Vous êtes

actif et vous travaillez sur votre objectif de séance, pour obtenir le maximum de bénéfices pour vous.

Quand vous serez en état d'ouverture hypnotique, vous pouvez laisser votre subconscient faire monter en vous les images, les sons, les sensations...

Il n'y a pas de bonnes ou de mauvaises images, sons ou sensations. Il y a ce que votre subconscient (qui veut le meilleur pour vous) fait advenir. Il est tout à fait libre de modifier ce qu'il entend, pour l'adapter à votre univers intime.
Par exemple, si lors d'une séance la voix vous dit que vous êtes à bord d'une voiture, et que vous vous voyez au volant d'un camion, c'est parfait !
Sentez-vous libre de vous faire confiance, et d'adapter la séance à votre univers intime. De cette façon, vous profitez de l'instant présent, en toute sécurité, et selon vos besoins précis.

Observez ! Écoutez ! Ressentez ! Savourez en toute quiétude !

L'hypnose ne génère pas d'effets secondaires.

Cependant, l'hypnose est déconseillée aux personnes souffrant de troubles mentaux, comme la schizophrénie. N'hésitez pas à vous renseigner auprès d'un spécialiste.

Après une séance, vous pouvez vous sentir un peu vaporeux, comme après une agréable sieste. Très vite, vous pouvez reprendre vos activités normales.

Seulement du mieux !

Au cours de cette séance, vous serez guidé vers du positif et de l'agréable.

Vous n'aurez pas à vivre ou revivre des situations ou des sensations difficiles.
Cependant, si des images pénibles ou des sensations désagréables pointent, sachez que vous n'en avez pas besoin.
Raccrochez-vous à la voix bienveillante, et elles se dissiperont d'elles-mêmes.

La séance proposée dure environ 20 minutes (je la conseille aussi pour ceux qui font le jeûne 16/8).

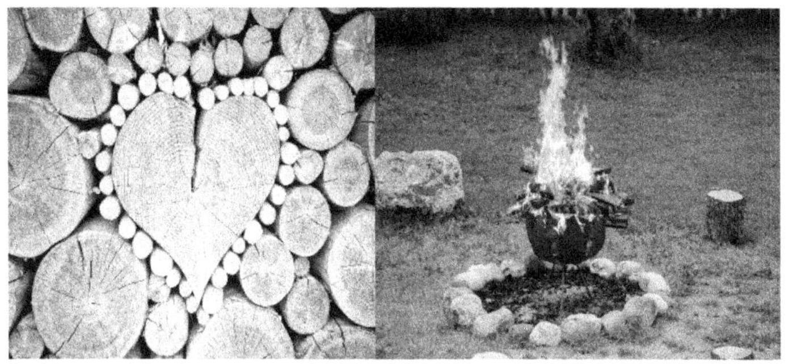

Elle vous emmène dans la détente, vers un endroit qui vous symbolise.

Là, vous rencontrerez votre feu intérieur.

Guidé par votre subconscient, vous choisirez le meilleur bois pour l'alimenter. Alors, toutes les solutions se mettront en place pour vous aider à opter pour la bonne taille, la bonne quantité, la meilleure qualité...

Alors, VOS solutions se mettront en place, pour choisir dorénavant la meilleure alimentation pour vous : en qualité, et en quantité.

Finalement votre feu intérieur sera nourri du meilleur bois, du meilleur combustible, pour éclairer et chauffer de la plus belle des façons.

Tout comme votre corps qui se nourrira, maintenant, avec ce qui est le meilleur, le plus adapté pour lui, afin d'être dans la meilleure forme et santé possible.

La séance est écoutable à volonté sur YouTube (Attention : pensez à utiliser un bloqueur de publicité, car YouTube introduit de la publicité sans consentement – ce qui gêne l'écoute).

Une fois sur le site YouTube, tapez ces mots clefs : « Conseil 3, reprise 16/8, feu intérieur, meilleure alimentation ».

Ou, tapez le lien suivant : https://youtu.be/jSFFWi-h8Qo

Vous pouvez écouter cette séance régulièrement, jusqu'à ce que sentiez ou observiez les bénéfices qu'elle vous apporte.
Ou bien, jusqu'à ce que vos proches vous fassent la remarque que quelque chose a changé chez vous.
En effet, souvent, comme les solutions sont intégrées naturellement au cours de la séance d'hypnose, les personnes ne se rendent pas compte par elles-mêmes que leurs comportements ont changé.

CONSEIL 10

ÊTRE CAPABLE DE PRATIQUER UNE ACTIVITÉ PHYSIQUE PRÉCISE (SANS ÊTRE UN SPORTIF POUR AUTANT)

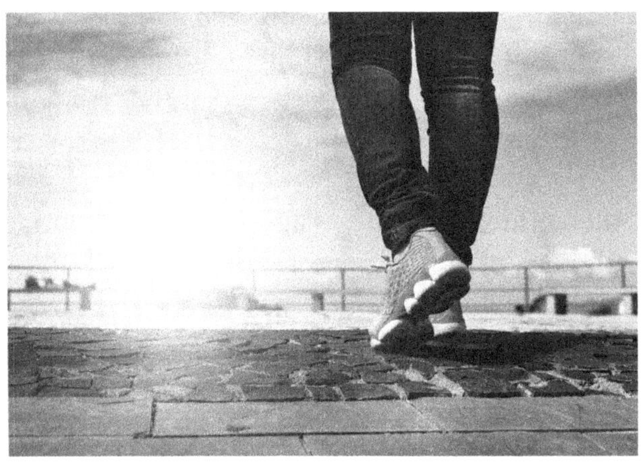

Un conseil de base pour soutenir et amplifier les effets de votre alimentation équilibrée et saine est de rester actif tout au long de votre journée.

Toutes les occupations sont bonnes si elles mobilisent votre corps : travailler, faire votre ménage, monter des escaliers, vous promener, jouer avec vos enfants, etc.

Pour produire l'énergie qui lui sera nécessaire, votre organisme va puiser dans la graisse (plutôt que le sucre).

* * * * *

Maintenant, si vous souhaitez optimiser les bienfaits de votre nouvelle alimentation, vous pouvez inclure une activité physique spécifique, dans un but précis.

Pas de crainte, il ne s'agit pas de courir un marathon, de soulever des tonnes de fonte, ou même de venir un sportif assidu et aguerri !

La solution proposée ici respecte les règles de la facilité et de l'accessibilité, pour tout le monde.

Il s'agit d'une promenade de 15 à 30 minutes, mais pas n'importe quand : après vos repas.

Voyons ce que les scientifiques disent sur ce sujet.

Des recherches (DiPietro 2013 ; Reynolds 2016) ont montré qu'une marche effectuée après une prise alimentaire - jusqu'à 70 mn après la fin du repas. - avait des effets bénéfiques.

Les participants aux expériences marchaient après avoir mangé, à un rythme modéré, pendant 15 minutes. Pour eux, leur temps de vidange gastrique était plus rapide que ceux qui restaient assis.
Leur mouvement favorisait aussi leur transit intestinal, et aidait à prévenir les ballonnements, les gaz, et les indigestions.
De plus, cela réduisait significativement les niveaux de glucose sanguin, surtout chez les personnes atteintes de diabète de type 2.
Les scientifiques ont conclu que les promenades postprandiales (après repas) étaient particulièrement efficaces pour contrôler la glycémie, surtout après les repas du soir, réduisant ainsi les risques de complications, liées au diabète.

Et, l'effet sur les lipides ?

Les participants aux expériences qui marchaient après le dîner, pendant 30 minutes, perdaient plus de poids que ceux qui ne marchaient pas du tout, ou qui marchaient à d'autres moments de la journée.
Sur cette base, la marche post-repas quotidienne s'avère être une solution pour prévenir et réduirc le risque de maladie cardiovasculaire.

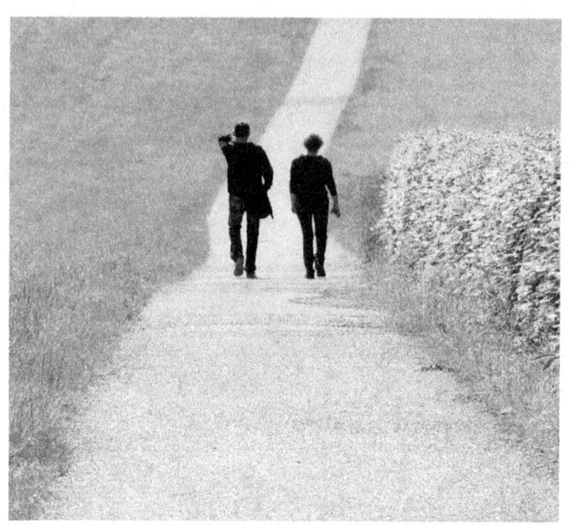

Voilà donc encore une excellente nouvelle !

Après votre repas, pensez à votre petite balade !

Astuce

Vous n'avez pas envie de sortir de chez vous, parce qu'il ne fait pas beau, par exemple.

Voici une autre proposition qui consiste à joindre l'utile et l'agréable : passez l'aspirateur, pendant une bonne vingtaine de minutes, après votre repas.

Voilà une autre forme d'activité physique, qui permettra d'agir positivement sur votre organisme (et votre logement !).

* * * * *

Il n'y a rien de plus simple et d'agréable qu'une balade (ou de faire du ménage ! ?) : Enfiler vos chaussures, et c'est parti !
Profitez-en pour prendre votre conjoint(e) avec vous, votre chien... à votre convenance.

En plus, vous n'avez pas besoin d'échauffement.

Marcher reste la solution la plus simple, si vous souhaitez associer de l'activité physique à votre rééquilibrage alimentaire.

Maintenant, peut-être que vous souhaitez un peu plus d'action ?

Parfait ! Bravo !

Alors, vous pouvez doubler, voire tripler, vos marches !

Vous pouvez placer une promenade après votre premier repas. Et, rien ne vous interdit d'en refaire une après votre dernier repas !

Dans l'idéal, faites vos mouvements (marche, ménage...) en écoutant bien votre corps. Il est important de ne pas vous blesser, de surveiller les signes de fatigue, et d'ajuster votre effort.
Surtout, pas de précipitation !
Ne dépassez pas vos limites !
Ici, une haute intensité dans votre effort n'est pas nécessaire, et ce n'est pas le but recherché.
Ne vous lancez pas dans une compétition !
Il s'agit de faire un exercice physique modéré et dans la durée, après ou avant votre repas, pour favoriser les impacts positifs sur vos paramètres glucidiques et lipidiques.

Il s'agit de faire travailler un peu plus les muscles.
C'est bon pour le corps.
Cela améliore aussi le bien être mental, donne de l'énergie, favorise la bonne santé des organes (cœur, poumons...), réduit l'inflammation et le stress oxydatif...

Bref, tout cela renforce la pratique et les bienfaits de votre nouveau quotidien alimentaire équilibré !

Les bénéfices seront d'autant plus intéressants et

importants, si vous installez une régularité.

Dans l'idéal, pratiquez-les tous les jours, sinon tous les deux jours, ou tous les trois jours, de façon à instaurer une routine de mouvements.

N'oubliez pas de consulter votre médecin, si vous avez des doutes sur la compatibilité de votre état de santé avec une activité physique.

CONSEIL BONUS 1

SAVOIR S'APAISER ET ÊTRE SEREIN

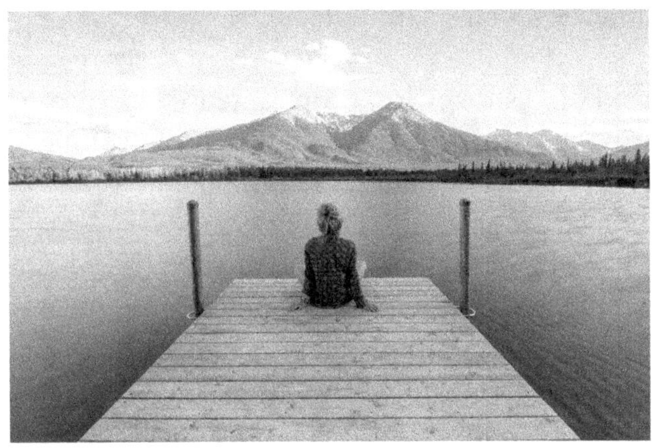

Un autre conseil qui facilitera une vie plus saine et équilibrée, via votre alimentation, est d'être le plus détendu possible.

Vous allez dire, que l'on change ses habitudes alimentaire ou pas, il est toujours préférable d'être serein et apaisé.
Bien sûr, vous avez raison.

Si le stress est abordé ici, c'est parce qu'il est un

frein au bon développement de votre rééquilibrage, et à la pleine acquisition de ses bénéfices.

Du stress, nous en subissons tous, au cours de notre journée, pour des raisons différentes : relations aux autres, conduite en voiture, activité professionnelle, ambiance sociale, familiale, etc.

Quand le stress est trop intense et prolongé (chronique), il peut affecter votre volonté de manger de façons équilibrée et saine.
De quelle façon ?

Des études (Klatzkin, 2023) ont montré qu'en cas de stress chronique, les personnes mangent davantage d'aliments plus gras ou plus sucrés.
Ou encore, entre plusieurs types d'aliments, les individus stressés choisissent ceux qui sont les plus gras ou les plus sucrés.
Or, nous avons vu qu'il est préférable de se diriger d'abord sur les légumes, et de limiter en priorité les quantités de sucre.

De plus, quand les personnes sont sous l'effet d'un stress, elles connaissent des changements hormonaux, notamment la production de cortisol.
Cette hormone va stimuler leur appétit, accroître le stockage des graisses, et réduire leur sensation de satiété.

Le taux de ghréline a aussi tendance à augmenter, et à se maintenir à un haut niveau. Or, cette autre hormone déclenche une plus grande sensation de faim.
Tout cela favorise une perte de contrôle de l'alimentation.

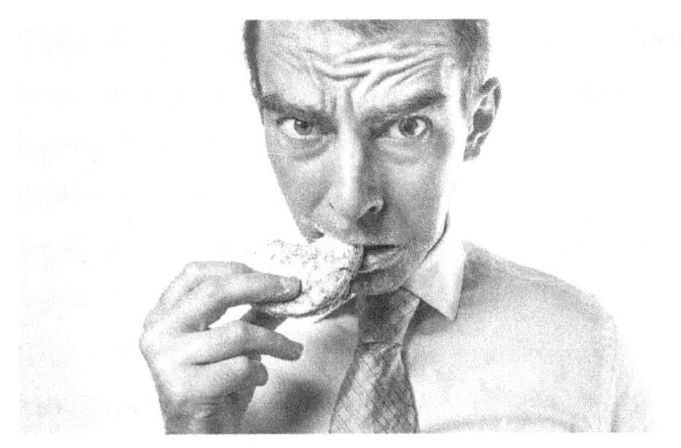

On comprend qu'un stress trop intense peut casser votre dynamique positive et la mise en place de votre routine alimentaire équilibrée.

Par exemple, si vous êtes trop stressé, des désirs trop forts de sucre ou de gras peuvent vous dérouter de votre objectif, et vous amener à grignoter tout au long de la journée.

Autre exemple.
Quand il s'agit de faire son repas, un stress trop fort

risque de vous diriger vers des aliments trop gras et trop sucrés.

Manger sous l'effet du stress peut alors devenir un cercle vicieux.

Ainsi, si une personne constate que manger du chocolat, des bonbons, ou des chips l'aident à se sentir mieux, au moins à court terme, elle peut faire de ce comportement une solution de prédilection pour lutter contre son stress.

Des exemples d'études scientifiques
sur les effets du stress et l'alimentation

Hyldelund, NB, et al. : « *L'effet d'un stress psychologique aigu sur le plaisir alimentaire et le choix alimentaire* », Foods, Juin 2022.

Pour leur expérience, les chercheurs ont demandé à des personnes de participer à deux tâches cognitives différentes, un jour sur deux.

La première tâche consistait en la résolution d'une anagramme insoluble, pour induire du stress.

La seconde tâche était un coloriage d'une page de mandala, pour se détendre.

Une fois leur tâche effectuée, les personnes devaient évaluer des catégories d'aliments en fonction de ce qu'elles préféreraient, comme « en-cas de récompense ».

Après la tâche stressante, beaucoup plus de personnes choisissaient des collations sucrées et riche en matières grasses, plutôt qu'après l'activité relaxante.

Ces résultats permettent une meilleure compréhension des raisons qui poussent les consommateurs à faire des choix alimentaires sains, ou non, affectant en fin de compte la santé publique.

* * * * *

Barcın-Güzeldere H, Devrim-Lanpir A. : « *L'association entre l'indice de masse corporelle, l'alimentation émotionnelle et le stress perçu pendant la quarantaine partielle COVID-19 chez des adultes en bonne santé* », Public Health Nutr, Janvier 2022.

Comme son titre l'indique, le but de cette recherche est d'étudier la relation entre les comportements émotionnels de l'alimentation et le stress perçu pendant la quarantaine partielle de COVID-19, et son impact sur les niveaux d'IMC d'adultes en bonne santé.

Les résultats suggèrent que le fait d'être resté à la maison, pendant la pandémie de COVID-19, a provoqué une alimentation émotionnelle, caractérisée par un grignotage et une suralimentation.
Cette dernière étant associée à des aliments plus sucrés et gras, elle a conduit à des prises de poids significatives.
De plus, les personnes déjà obèses ont été plus sensibles que les autres à cette alimentation émotionnelle. Leur IMC s'est accrue de façon plus importante.

* * * * *

Maintenant que vous savez l'impact qu'un stress trop fort peut avoir sur le bon déroulement de votre rééquilibrage alimentaire, quelles sont les solutions qui s'offrent à vous ?

La première de toute est de continuer à poursuivre votre objectif de changement positif.
Qu'importe si vous faites quelques écarts, ou si

vous tombez sur le chemin.

L'important, pour vous, est de vous relever et de repartir vers ce qui vous attend de meilleur !

Oui, mais voilà, on ne décide pas de son niveau de stress !

Aussi, pour vous aider à tenir votre quotidien alimentaire sain et équilibré, ou à en améliorer et amplifier les effets sur votre esprit et votre corps, vous avez la possibilité de vous livrer à des pratiques, comme la méditation, ou encore l'hypnose.

Tiens ! L'hypnose, ça vous dit quelque chose ?

Nous en avons parlé, lors de la stratégie de reprogrammation, un peu plus haut.

Vous savez déjà l'essentiel pour pratiquer cette méthode. Alors : cadeau !
Pour aider ceux ou celles d'entre vous qui sont les plus stressé(e)s, qui ont besoin de détente, voici une autre séance offerte, à écouter en ligne.

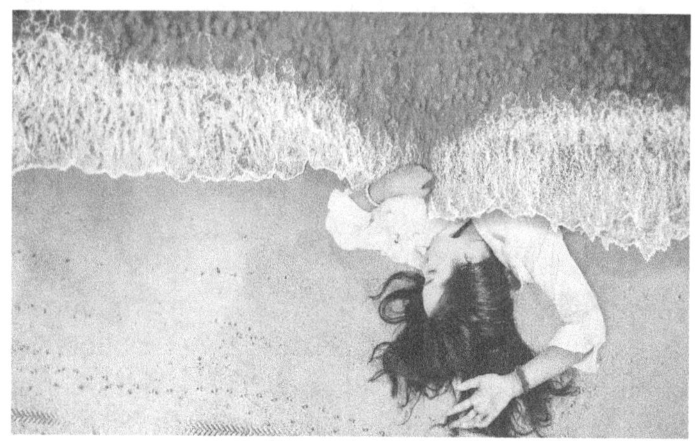

Dans cette séance, qui dure 26 minutes, vous allez voyager, le plus confortablement possible, vers un lieu magnifique de votre choix.

Là, vous pourrez vous délester de votre fatigue, de vos soucis, et de tout ce qui vous alourdit.

Alors, vous vous remplirez de détente, d'apaisement, et d'énergie.

Dans l'état de transe, vous pourrez vous reposer, sans avoir à faire quoi que se soit, sans avoir à penser quoi que se soit.

Tout votre corps va reconstituer ses ressources physiques et psychiques, dans la sécurité, l'apaisement et la douceur.

Pour profiter de cette séance (que je conseille aussi aux jeûneurs) allez sur le site YouTube (pensez à utiliser un bloqueur de pub, car YouTube a tendance à insérer de la publicité, sans le consentement des auteurs).

Puis, tapez les mots suivants sur la barre de recherche : « stratégie apaisement », « optimisation 16 8 », « séance à volonté », « lieu magnifique ».

Ou, tapez ceci : https://youtu.be/W_MGYuv0-10

**Un exemple d'études scientifique
sur l'effet de l'hypnose sur le stress**

Chikhoune, L. et al. : « *Intérêt de l'hypnose médicale dans l'évaluation du stress ressenti et le vécu d'une hospitalisation dans un service de médecine interne* », La Revue de Médecine Interne, Vol 45, Août 2024.

Cette étude avait pour objectif d'évaluer l'impact d'une intervention non médicamenteuse d'hypnose médicale, dans la réduction de l'état de stress, et l'amélioration du vécu des patients hospitalisés dans un Service de médecine interne.

Sur un panel de 24 patients, hospitalisés dans un

Service de médecine interne, 12 patients ont bénéficié d'une intervention non médicamenteuse d'hypnose médicale.
Leur niveau de stress a été comparé à 12 autres patients n'ayant pas bénéficié d'hypnose (groupe témoin).

Le stress était évalué par un questionnaire et par leur vécu de l'hospitalisation.

Après avoir bénéficié de l'hypnose, le niveau de stress du groupe ayant reçu la séance était significativement plus bas que le niveau de stress en début d'hospitalisation. Cela signalant une réduction significative du stress.

À la fin de l'hospitalisation, on observait également une persistance significative de la réduction du stress entre les patients ayant eu de l'hypnose, et le groupe témoin.

De plus, le vécu de l'hospitalisation était meilleur dans le groupe hypnose.

Cette étude suggère que l'hypnose médicale a une action significative et notable sur le niveau de stress.
Elle se présente comme une intervention non médicamenteuse d'accompagnement prometteuse dans la réduction du stress ressenti,

et dans l'amélioration du vécu de patients hospitalisés.

Astuce

Veillez sur votre sommeil !

La qualité de votre sommeil est liée à votre niveau de stress.

Plus vous allez vous apaiser, meilleure sera la qualité de votre sommeil. Et plus vos nuits seront belles, moins fort sera votre niveau de stress, et vos capacités à lui résister.

Veiller sur son sommeil est donc important pour optimiser son rééquilibrage alimentaire et ses bienfaits.

Voici d'autres raisons :

Le sommeil a un impact direct sur vos hormones régulatrices de l'appétit, notamment la ghréline (l'hormone de la faim) et la leptine (l'hormone de la satiété).

De plus, un sommeil adéquat améliore votre sensibilité à l'insuline, ce qui est particulièrement important, car cela aide à mieux utiliser l'énergie des aliments consommés.

Et, plus largement, cela contribue à votre équilibre hormonal, et donc à la gestion du poids.

Le sommeil a encore beaucoup d'autres intérêts : récupération physique, gestion des émotions, clarté mentale...

Veillez sur vos nuits, et elles vous le rendront !

Astuce (suite)

La respiration est un autre excellent outil pour gérer le stress.

Voici un exercice simple et efficace à pratiquer à tout moment de la journée. Il vous aidera à vous ancrer dans le moment présent et à calmer votre esprit :

Asseyez-vous ou allongez-vous confortablement

dans un endroit calme. Fermez les yeux si vous le souhaitez pour vous concentrer davantage.

Vous pouvez également écouter de la musique douce ou des sons de la nature pour créer une atmosphère apaisante.

Placez une main sur votre abdomen et l'autre sur votre poitrine (ou les deux sur le ventre). Cela vous aidera à sentir le mouvement de votre respiration.

Inspirez profondément par le nez, en prenant soin de remplir votre abdomen d'air. Votre main sur l'abdomen devrait se lever, pendant que celle sur votre poitrine reste relativement immobile. Comptez jusqu'à 4 pendant l'inspiration.

Retenez votre souffle pendant 2 à 3 secondes. Cela permet à l'air d'atteindre les parties les plus basses de vos poumons.

Expirez lentement par la bouche, comme si vous souffliez doucement une bougie, en comptant jusqu'à 6. Votre main sur l'abdomen doit redescendre. Vous pouvez sentir votre ventre se vider.

Répétez ce cycle de respiration (inspiration, pause, expiration) pendant 5 à 10 minutes. Concentrez-vous sur votre respiration, sur le mouvement de votre ventre, et laisser passer les pensées stressantes.

Faites cet exercice régulièrement, surtout lorsque vous ressentez du stress.

BONUS 2

UN PLAN FAIT SUR MESURE POUR VOUS, VOUS ASSURANT LA LIBERTÉ

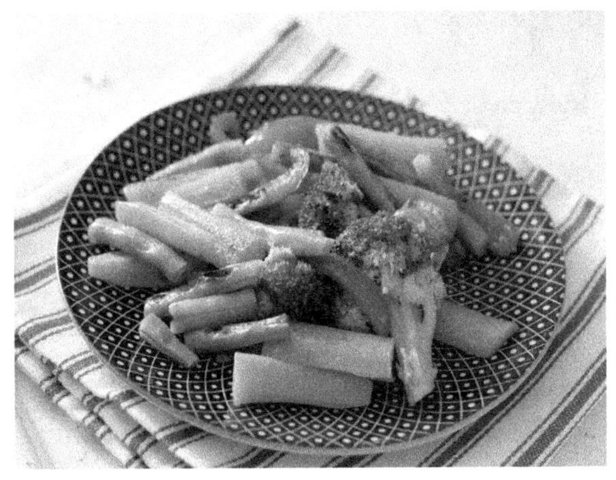

Tous les conseils présentés ci-avant, alimentaires ou non alimentaires, sont des habitudes à prendre au quotidien. Tous sont praticables, indépendamment les uns des autres.

Autrement dit, vous pouvez expérimenter seulement l'ajout de légumes en début de repas, ou uniquement la marche après repas, si vous préférez. Et, plus tard, vous pouvez changer d'avis, et vous adopterez l'ajout de légumes et de vinaigre, avec la reprogrammation de votre esprit.

Vous pouvez ainsi créer votre combinaison de nouvelles habitudes, avec autant de conseils que vous le pouvez, ou que vous le souhaitez.
Par exemple, vous avez la liberté de pratiquer le jeûne 16/8, avec l'ordre optimum et les ajouts salutaires, en même temps.

C'est juste extraordinaire !

Vous avez une totale liberté d'association de ces conseils, en fonction de vos envies, de vos contraintes, etc.

Vous êtes unique !
Alors constituez VOTRE combo personnel, celui qui vous correspond. Qui vous représente.

Plus tard, rien ne vous empêche d'évoluer dans votre combinaison, et de changer les associations.
Il n'y a que de la liberté, sans perte d'efficacité.

Ce qu'il est important de comprendre, c'est que les habitudes proposées ici se renforcent les unes les autres.
Toutes sont praticables simultanément, en s'agençant parfaitement.

Si vous pouvez les pratiquer ensemble, elles créent une synergie prodigieuse, capable d'apporter de nombreux et profonds bénéfices à votre corps et à votre esprit.

Du fait de leur souplesse, de leur facilité, et de leur adaptabilité, vous pouvez les imbriquer les unes avec les autres, en amorçant un cercle vertueux pour vous, qui dépasse largement le seul cadre de votre assiette.

Ce qu'elles vous permettent de gagner (en prise de conscience, en lissage des pics glycémiques, en perte de poids...), vous ne le perdrez pas.

Pourquoi ?

Parce que ce livre ne vous propose pas un régime sans sucre, sans gras. Ce n'est pas un régime minceur. Surtout pas !

Ces régimes sont basés sur l'idée de privation et de comptage de calories. Ils obligent les personnes à stopper une gamme d'aliments, à en privilégier une autre, dans des proportions déterminées, pour un nombre total de calories très bas.

Ces restrictions en tous genres perturbent le corps et l'esprit, et favorisent la survenance de problèmes de santé.

Les dangers liés à ces régimes restrictifs (comme les régimes zéro sucre, keto ou cétogène) sont bien renseignés par les scientifiques : carences nutritives ; baisse du métabolisme ; fatigue ; troubles de la digestion ; maladies cardio-vasculaires ; crampes ; perte de sommeil...

Et, le corps n'est pas le seul à souffrir de ces régimes restrictifs. Le psychisme est lui aussi mis à rude épreuve.
Parmi les conséquences négatives repérées, on peut citer : des troubles relationnels (irritabilité, colère, repli sur soi...) ; du stress et de l'anxiété (conséquences des contraintes très strictes à suivre, impossibles à respecter sur la durée) ; de la distraction ; des troubles du comportement alimentaire (comme la boulimie ou l'anorexie) ; perte de contrôle alimentaire...

Ici, ce qui vous est proposé est basé sur la facilité, l'apaisement, et la liberté.

De plus, vous êtes invité à manger de tout : pas de restriction !
Pas d'aliments en surplus tandis que d'autres sont exclus !
Oui, vous pouvez manger du gras !
Oui, vous pouvez manger du sucre !
Évidemment, vous ne mangerez pas que cela. Vous associez les glucides aux protéines et aux légumes, dans un ordre d'absorption profitable.
Évidemment dans des proportions raisonnables,

mais qui vous permettent de vous sentir rassasié, de ne plus avoir faim... et de conserver du plaisir.

Évidemment, plus vous suivez de conseils, mieux c'est !
Il y en a toujours un (ou plusieurs) que vous pouvez suivre.
Et, si un jour c'est impossible, tant pis ! Vous ne perdrez rien.

Observez les bienfaits que vous en retirez, et qui vous sont acquis !

Sentez-vous serein(e) et LIBRE de faire au mieux pour vous !

CONCLUSION

LE POUVOIR DES NOUVELLES HABITUDES

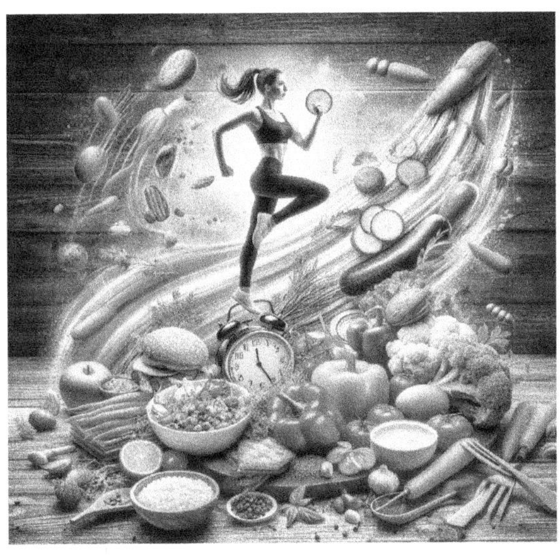

Vous voilà désormais à la fin de ce livre sur les dix habitudes essentielles pour équilibrer votre alimentation.

J'espère que vous avez trouvé des éclairages précieux et des conseils pratiques, soutenus par des recherches scientifiques, qui vous permettront de naviguer avec confiance dans le monde parfois déroutant de la nutrition.

Il est temps pour vous de tirer parti des outils et des stratégies que nous avons explorés ensemble. Que ce soit en ajoutant des fibres en début de repas, en intégrant du vinaigre, en choisissant des aliments riches en protéines, ou en privilégiant les légumes non-amidonnés, chaque petite action compte.

Souvenez-vous que l'objectif n'est pas la perfection, mais plutôt l'adoption progressive d'habitudes qui favorisent votre santé !

Face aux idées reçues, aux régimes à la mode et aux conseils contradictoires, gardez à l'esprit que l'équilibre alimentaire est accessible à tous.
Comme Émilie, vous n'êtes pas seule dans cette quête — des milliers de personnes sont également à la recherche de solutions simples et efficaces. En mettant en pratique les habitudes que vous avez apprises, vous serez en mesure de transformer votre approche de la nourriture et de votre bien-être.

Rappelez-vous aussi que la santé ne se résume pas simplement à ce que vous mangez, mais à un ensemble de choix de vie qui incluent l'écoute de votre corps, l'hydratation, et la modération. En adoptant une alimentation équilibrée, vous ne faites pas qu'améliorer votre silhouette, vous boostez aussi votre énergie, votre clarté d'esprit et votre résistance au stress.

Alors, maintenant, à vous de jouer ! Il est temps de passer à l'action. Faites un premier pas dès aujourd'hui en intégrant une ou plusieurs de ces habitudes dans votre quotidien.
Chaque petit changement est un progrès vers une vie plus saine et plus épanouissante.

Vous avez le pouvoir de reprendre le contrôle de votre santé.
Soyez patient et bienveillant envers vous-même dans ce processus. Avec détermination et engagement, vous pouvez réussir à équilibrer votre alimentation et à transformer votre vie.

Je vous souhaite tout le succès possible dans cette belle aventure vers un bien-être durable.

BIBLIOGRAPHIE

Ahmed, S. (2013) : « *Tous dépendants au sucre* », dans *Les dossiers de la recherche*, octobre novembre 2013, n°6, pp 34-37.

Berland, C. et al. (2020) : « Circulating triglycerides gate dopamine-associated behaviors through DRD2-expressing neurons », Cell Metabolism 31, Avril 2020

Berthelot, E. : « *L'efficacité du jeûne intermittent sur le stress, l'anxiété et la dépression* ». Thèse en Sciences du Vivant, 2021.

DiPietro L, et al. (2013) : « 15 minutes de marche modérée après repas améliorent significativement le contrôle glycémique durant 24 heures chez les personnes âgées... ». Soins du diabète. Octobre 2013.

Inchauspé, I. (2024) : « *Faites votre glucose*

révolution: La formule scientifique efficace pour réduire vos fringales et retrouver votre énergie », Poket Poche, 2024.

Klatzkin R. et al. (2023) : « *Exposition aux facteurs de stress, envie de nourriture et comportement alimentaire lié au stress social aigu : étude sur l'alimentation émotionnelle* ». Appétit, Juin 2023.

Moreau R. (2023) : « *Débuter vite et bien son jeûne intermittent 16/8, pour mincir, détoxifier, être en pleine forme...* », Autoédition Amazon, 2023.

Moreau R. (2022) : « *Hypnose, auto-hypnose, pour mincir, perdre le poids superflu... : Programmer son cerveau grâce à l'hypnose, pour perdre du poids naturellement, changer pour une alimentation plus saine...* », Autoédition Amazon, 2022.

Moreau R. (2020) : « CYALCA, le cycle d'alternance calorique: Enclenchez vos processus naturels pour perdre du poids, vous alléger... », Autoédition Amazon, 2020.

Reynolds, A.N. *et al.* (2016) : « Les marches après les repas sont plus efficaces pour diminuer la glycémie postprandiale dans le diabète de type 2 que les autres moments : une étude croisée randomisée ». *Diabetologia* 59, 2016.

Wilkinson, et al. (2020) : « *L'alimentation limitée à 10 heures réduit le poids, les pressions artérielle et les lipides athérogéniques chez les patients atteints de syndrome métabolique* », Cell Metabolism, Volume 31.

QUELQUES MOTS SUR L'AUTEUR

Régis Moreau est hypnothérapeute, praticien confirmé.

Il a été formé à l'hypnose, à visée thérapeutique, par des médecins psychiatres reconnus.

Il est titulaire d'un diplôme de préparateur mental du sportif, reconnu par l'État.

Il est enseignant en Aïkido et en Relaxation, haut gradé, diplômé fédéral et diplômé d'État.

Il est auteur (romans, essais, articles...).

Il est aussi pratiquant du jeûne intermittent 16/8 optimisé, ainsi que de tous les conseils proposés ici. Tout cela est le produit de ses recherches sur une alimentation saine et équilibrée, simple, accessible à tous, et appuyée par le science.

Par tous ces moyens, il aide les personnes qui le souhaitent à développer le meilleur d'elles-mêmes.

« Soit, des décennies à apprendre, comprendre, chercher, écouter, créer, imaginer, ressentir, observer, guider, aider... »

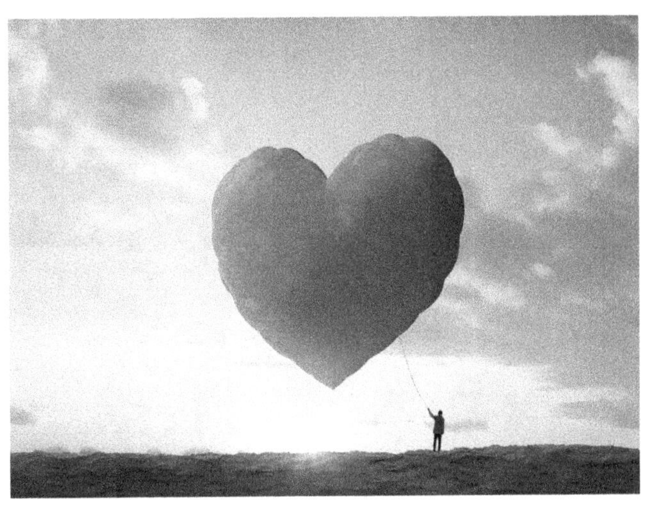

Cher(e)s lecteurs-lectrices

Ce livre a besoin de vos retours
pour se faire connaître.

S'il vous plaît, n'hésitez pas à déposer
votre avis sur <u>Amazon</u>, et vos sites préférés.

Merci d'avance

DU MÊME AUTEUR

<u>(A voir sur Amazon)</u>

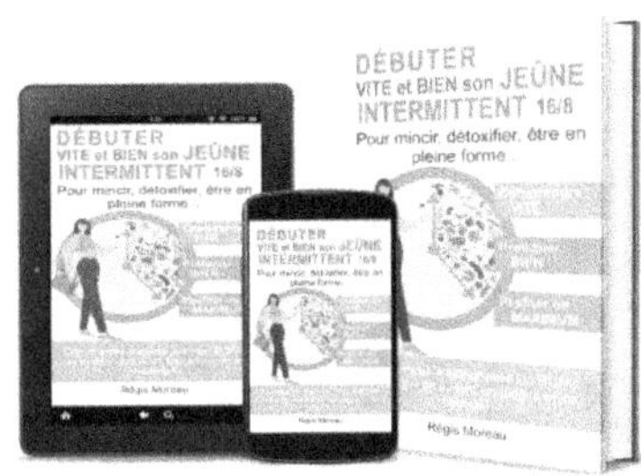

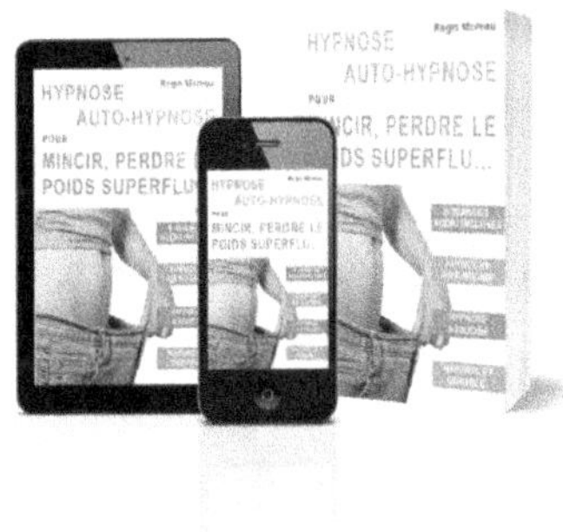

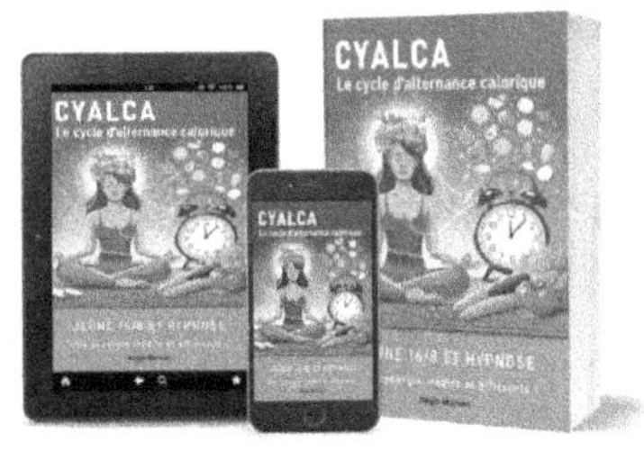

...

Remerciements à mes premiers soutiens et lecteurs-lectrices, ils se reconnaîtront.

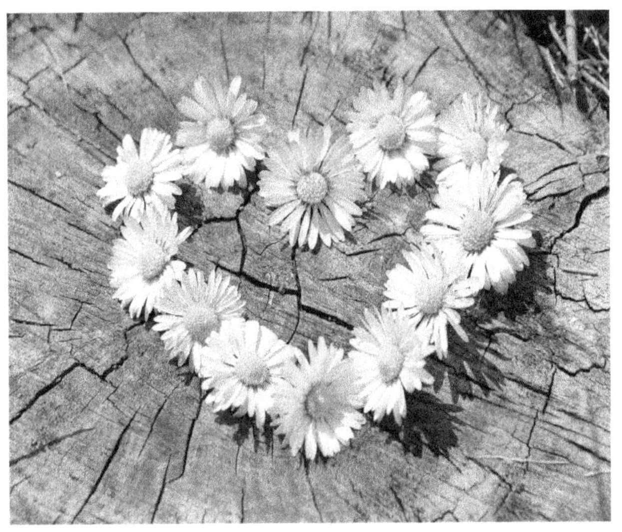

Et à tous les autres qui m'inspirent et me permettent d'avancer...

www.ingramcontent.com/pod-product-compliance
Lightning Source LLC
Chambersburg PA
CBHW061042250726
48653CB00001B/211